国医基础讲义

来正华 著

學苑出版社

图书在版编目（CIP）数据

国医基础讲义/来正华著. —北京：学苑出版社，2020.7（2020.9重印）
ISBN 978-7-5077-5949-5

Ⅰ.①国…　Ⅱ.①来…　Ⅲ.①中医学-基本知识　Ⅳ.①R2

中国版本图书馆CIP数据核字（2020）第088462号

责任编辑：黄小龙
出版发行：学苑出版社
社　　址：北京市丰台区南方庄2号院1号楼
邮政编码：100079
网　　址：www.book001.com
电子邮箱：xueyuanpress@163.com
销售电话：010-67601101（销售部）、010-67603091（总编室）
印 刷 厂：北京兰星球彩色印刷有限公司
开本尺寸：710mm×1000mm　1/16
印　　张：13.875
字　　数：227千字
版　　次：2020年7月第1版
印　　次：2020年9月第2次印刷
定　　价：58.00元

徐　序

国学内容浩瀚庞博，经史子集，诗词歌赋，儒释道医武，存世资料浩如烟海，穷极一生亦难窥全貌，唯取其精，择与国医关联之学为要。本书作者以《黄帝阴符经》和太极图理论为经纬，再结合以二进制数理模式阐释太阳南北回归运动、阴阳消长变化规律的先天八卦图，以立体模式阐释阴阳升降浮沉的变化规律。

后天八卦图、以太阳左升右降形成五行顺序相生理论的河图、以太阴月亮右升左降形成五行逆转相克理论的洛书等，都是中华先贤传下来的智慧之学。本书将这些国学基础常识，贯串糅合应用在国医基础学内，用于阐述宇宙万物的形成、日月天体的运动规律。

五行源于河图，指五行炁象和五行物质两个概念。洛书图逆转形成肺上、肾下、左心、右肝、中脾胃的中医人体解剖图。易经先天八卦图，以二进制数理模式展示万物生旺衰死的发展规律；后天八卦形成八纲辨证；天干地支六十甲子形成于日地南北回归运动；五音六律形成于地气上升对天文历法的验定等。作者在解读这些深奥的国学理论的同时，辅以天干地支六十甲子、五运经天图、周天二十八宿、五音六律、古天文学、古历法学、物候节气、日月五星常识等，让人耳目一新，精彩处又让人豁然开朗。

本书将有助于读者对中医基础理论的深刻理解，故乐为之序。

北京中医药大学校长　徐安龙

2020 年 1 月 27 日于北京

韩　序

在中国上下五千年的历史长河中，阴阳五行学说是一项伟大的发现，它蕴含着古人经天纬地、博大精深的智慧，用以解释天地万物及其变化规律，尤其对中国医药学具有深远的影响。《素问·阴阳应象大论》中说："阴阳者，天地之道也，万物之纲纪，变化之父母，生杀之本始，神明之府也。"《素问·四气调神大论》中又说："夫四时阴阳者，万物之根本也。"肯定阴阳的普遍性，认为宇宙万物的变化都是阴阳两种对立方面相互作用的结果。阴阳的普遍性表现在两个方面，即认为阴阳在空间上无处不在和时间上无时不在。《素问·阴阳离合论》说："阴阳者，数之可十，推之可百，数之可千，推之可万。万之大，不可胜数，然其要一也。"即事物和现象在任何空间的变化和发展，都不过是阴阳矛盾的体现和展开。

《素问·四气调神大论》说："阴阳四时者，万物之终始也，死生之本也。"即阴阳关系贯穿事物全部发展过程的始终，无时无刻不在起作用。中国古代医学家，在长期医疗实践的基础上，将阴阳五行理论贯穿于中医理论体系的各个方面，用来说明人体的组织结构、生理功能、病理变化，并指导临床诊断和治疗，广泛地运用于医学领域，用以指导着临床的诊断和养生防病、辨证治疗，成为中医理论的重要组成部分，对中医学理论体系的形成和发展，起着极为重要的作用。中医就是以阴阳两种属性和特征来表述我们身体的动态平衡状态，认为"阴平阳秘，精神乃治，阴阳离决，精气乃绝"。也就是说，人体阴阳如果达到平衡，就不会生病，一旦失去平衡就会生病。五行学说应用于中医学，用以说明人体各个脏腑之间生理、病理变化的关联性，表明人体是一个统一的整体。根据这套理论，可以预测疾病的变化，指导临床治疗。

认真学习、深入研究阴阳五行学说，是每个中医人传承精华、守正创新的重要责任。来正华教授长期从事中医阴阳五行学说及中医基础理论的研究，他的《国医基础讲义》一书对阴阳五行学说以及五行与五脏的生理功能、病理变化等方面进行了深入的探讨，并且首创了四象五行图，丰富与发展了中医阴阳五行理论，有利于读者学习理解这一理论，有助于中医学的传承、发展，对指导临床亦有一定的积极意义，故欣然为序！

安徽省中医院原院长
主任医师 韩明向

2020年3月5日于合肥

前 言

2015年12月26日，北京中医药大学面向全球遴选48位临床专家，余有幸位列其中。在2016年9月19日，学校安排我做了主题是“中医教学四要”的学术讲座。该题是我通过长期学习、临床、思考、感悟的心得体会，也是本书创作的基础。

窃以为，中医的振兴发展需在以下四个方面下功夫：

夯实中医基础理论；临床教学模式改革；客观看待查治未病；高等教育必学国学；附加中西医学有机结合问题。概述于下。

一、夯实中医基础理论

（一）阴阳学说

阴阳学说的形成可用四句话概括说明。

1. 阴阳概念源日月：因为古人称日为太阳，月为太阴。

2. 日月属性系寒热：太阳散发光热，属性为热；太阴月亮无日照射是-183℃，属性为寒。

3. 寒热功能为聚散：这是最朴素的热胀冷缩现象。

4. 日月气交万物生：太阳光热照射地球把水变成气，太阴性寒吸引地球使气升腾上天，产生了围绕地球的大气层，从而形成了万物生长繁衍的基础。此即《道德经》所谓“道生一，一生二，二生三，三生万物”的真谛。是以宇宙万物生成因为先有了日月，才产生了阴阳概念，才有了天地万物。故《阴符经》疏曰：“天地者则阴阳之二炁（音 qì）”。《周易参同契》疏曰：“日月往来，寒暑生焉，四时成焉，昼夜分焉，阴阳定焉。”“阴阳虽妙，不外乎日月。”

(二) 五行学说

五行学说，实含五行炁象和五行物质两个方面。其机理模式源于河图。

医学运用的是“五炁”，而不是“五质”。若把它死搬硬套地当作“五质”理解，差之毫厘谬以千里，失掉了“五炁”动态变化衍生万物的真谛。

李荃疏《黄帝阴符经》曰：“天地则阴阳之二炁，炁中有子，名曰五行。五行者，天地阴阳之用也。万物从而生焉。万物则五行之子也。故使人观天地阴阳之道，执天五炁而行则兴废可知，生死可查。”“天地者，阴阳也。阴阳二字，洎乎五行，共成其七，此外更改于物，则何惑之甚也。言天地万物胎卵湿化，百谷草木，悉承此七炁而生长。”

郑玄释五行之“行”字曰：“行者，所以顺天行气也。”

黄元御更有：“五行有生，有克，其相生相克皆以气不以质也，成质则不能生克也。”

五行相生机理源于河图，五行相克机理根于洛书等，这些基础理论的探源和夯实将具有非常重要的意义。

(三) 经络学说

经络学说框架结构的形成，源于古天文学的“浑天说”；功能关联，源于道家万物“隔碍相通，互有关联”启迪。尤为重要的一点是，“经络”是气血运行的道路，是活体组织上的功能体现，绝非可以在尸体解剖上查取。

因此，我们有必要重点阐释这些基础理论，还原阴阳五行、脏腑、经络理论的真实内涵。

二、临床教学模式改革

(一) 五法综合治病术

现在中医临床医生大多有一个共同弊病，即善用药者荒于针，善用针者废于药。更不知为医者必当掌握针、灸、药、导、砭石刮痧这五种《内经》倡导的常用技法，综合运用于临床的重要意义（图1)。

(二) 四象五行图的运用

四象五行图的形成源于《内经》，看似简单，其实妙用无穷。只要掌握了阴阳五炁的升浮降沉、生克乘侮变化规律，即可知晓五脏盛衰的辨

南方
阳盛雾露湿聚
多病挛痹故九
针源南方

东方
海滨鱼咸病
多痈痒其治
砭石砭石刮
痧源于东方

中央
民食杂不劳病多痿厥寒
热治以导引按蹻
“故圣人杂合以治，各
得其所宜，故治所以异
而病皆愈者得病之情知
治之大体也”
——异法方宜论

西方
金玉砂石
民食脂肥
肥强难伤
病生于内
治宜毒药
故毒药治病
从西方来

北方
地高风寒冰冽藏
生寒病治宜灸芮
故灸芮源北方

图1　四象五行自然图之五法方宜溯源图

证，理法方药的运用，针灸药导砭的补泻迎随，乃至中医标准化、量化，皆可以此为律。故以此图作为国医学说理模式，方能契合《内经》本意，真正解决中医理论结合临床实践的实际问题。

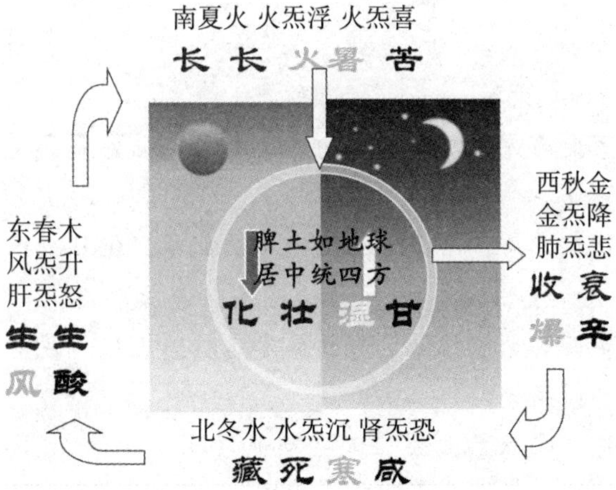

南夏火 火炁浮 火炁喜
长 长 火 暑 苦

东春木
风炁升
肝炁怒
生 生
风 酸

脾土如地球
居中统四方
化 壮 湿 甘

西秋金
金炁降
肺炁悲
收 衰
燥 辛

北冬水 水炁沉 肾炁恐
藏 死 寒 咸

图2　四象五行图

（注释：四象五行自然图：木火金水列四方，绕地而转成五行。

人体自然模式图：肝心肺肾四藏炁，绕脾运化五行生。

天有五行化五炁，以生寒暑燥湿风；人有五脏化五志，以生喜怒思悲恐。

百谷草木诸植物，皆以生长化收藏；羽甲裸鳞胎卵虫，皆律生长壮老死。）

三、临床实操存在误区

（一）《内经》倡导针、灸、药、导、砭为中医临证治疗五法。而今临床医生，多未能具备。

（二）《内经》拟定四象五行图，当代医者知之甚少，用者更稀。此图之奥，无论天人之理、中药四气五味、五脏升浮降沉、万物化生之妙，乃至临证理法方药的拟定。即使没有临床经验，对辨证用药模糊的年轻医生，皆可以此为模式、框架，作为登堂入室门径。

四、上工治未病，两套理论做支撑

欲治未病，首先要能查未病。不会查未病，治未病就是一句空话。中医查未病根据内因外因具有两套理论。内因基于穹灵庐主人李师履谦先生的"人体先天生命盘"理论；外因源于《黄帝内经》"五运六气"理论。简述于下。

（一）内因固定天时——"人体先天生命盘"

机理：母体孕育造就胎儿需 280 天。一年 365 天减去 280 天，余 85 天。胎儿的孕育分布在一年的四时、五季、二十四节气、七十二物候之中。据《内经》"同者盛之，异者衰之"之旨，其先天生命体在母腹里的脏腑发育，若能契合自然界五行炁的顺序进行，则健康正常，逆自然五炁运行规律，则孱弱多病。

（二）外因固定天时——五运六气

外因固定天时对人体健康影响的决定因素，主要源于《黄帝内经》倡导的五运六气理论。

五运六气理论本质，用天干地支纪年、纪月、纪日、纪时，以推算当年气候，木、火、土、金、水五炁的盛衰，查知该年孕育出生者，肝、心、脾、肺、肾五脏功能强弱轨迹和易发病脏腑规律，做出客观科学有效的养生、防病、治病大法。

而天干、地支概念的形成，又是古代先贤对日、月、地三者规律运动，引发地球万物阶段性变化的高度概括。其科学性毋庸置疑。

五、高层中医教育，必学国学：一本书、五张图

国学，又称"国故学"，是中国过去的历代文化史，是梳理、归纳、研究、阐释几千年文化积淀的中国智慧，也是中国学术界面对晚清以来西学东渐之势，为与西学区别而逐渐形成的概述，由胡适、章太炎最先

提倡。

国学是中医的灵魂，中医是国学的载体。

众所周知，中医学核心理论如阴阳五行、天人相应等皆源于国学的天文、地理、人文诸学科，这就是《黄帝内经》反复强调为医者当“上知天文，下知地理，中知人事，方可长久”的道理所在。学中医不学国学，如武术家只学拳术套路，不修内功心法，再努力也是花拳绣腿，要想达到高深造诣是比较困难的。

笔者提出与中医学紧密关联的最基础的国学内容是一本书、五张图。

一本书即《黄帝阴符经》；五张图即太极图、先天八卦图、后天八卦图、河图、洛书。

《黄帝阴符经》讲天道；太极图讲阴阳；先天八卦图以二进制数理模式阐释太阳南北回归运动，阴阳消长变化规律；后天八卦图以立体模式阐释阴阳升浮降沉变化规律，张景岳以之创出八纲辨证理论；河图，以太阳左升右降形成五行顺序相生理论；洛书以太阴月亮右升左降形成五行逆转相克理论。这些国学基础常识应为高层国医教育必修课目。

（附）倡导中西医有机结合，开启中西医优缺互补的新医学思路。

西医学传入华夏，为中国人民健康做出巨大贡献，功不可没。中、西医是两套截然不同的医学理论，一般人认为其很难融合，其实不然。因为他们研究、治疗的对象都是人体，只是角度不同，两者并无矛盾。

中医优势：天地万物生成皆赖于阴阳（日月）五行（春木气生发、夏火气长、长夏土气化、秋金气收降、冬水气沉藏）之气动态变化。正如五谷之春生、夏长、长夏化、秋收、冬藏道理一样。人之生理变化、疾病发生亦必然随之变化。这就是中医宏观理论的精髓。故《内经》告诫业医者：“不知年之所加，气之盛衰，虚实之所起，不可以为工也。”劣势：解剖生理学太过简单。医道文理涉及古天文历法、地理人文、气象物候等综合知识，且多以炁化万物，取象比类说明医理故太过深邃晦涩，难以理解。譬如：肝左升，肺右降，说的是肝升发肺肃降的生理功能，而非解剖位。而要理解与现代医学吻合的解剖生理位置，却要读懂洛书九宫图所示的逆转相克之理才能真正明白（详见第二章第三节）。

西医优势：由解剖入手，探查生理、病理、病灶，并依之做出对应的治疗处理，疗效快捷，直观可信。劣势：忽略了世界万物的发展都是在气化、动态前提下进行的。

中医重视人体在整个大自然中随四时阴阳运动而发生变化；而西医则于生理上重视解剖、于病理上重视局部病灶。

中医长于宏观理论，认为：人是自然界产物，故疾病的产生，源于机体内外环境的改变，只要调整身体状态，使之恢复平衡，则疾病自愈。就像春夏温热，蚊蝇肆虐，秋冬凉寒，蚊蝇自亡，是因为改变了蚊蝇的生存环境，导致蚊蝇生死盛衰的道理一样。

西医从微观思考入手，认为：菌毒微生物是导致疾病发生发展的根源，因此杀灭细菌微生物才是治愈疾病的最佳手段。

两者一宏观炁化，一微观物质，各具优势。中西医学科带头人若能摒弃门户之见，潜心研习对方医学的优点，客观看待自己的不足，创造出中西医有机结合的，具有中国特色的新医学，方为世人之福。目前，西医借助飞速发展的先进科学技术，不断进步。而中医学却因为其基础理论晦涩难明，很难被人们学习、理解和运用，形成“未能继承，盲目发展，未知国学，难悟国医，不懂天道，难知医道”的尴尬局面。

因此，夯实中医理论，将西医微观优势嵌入中医宏观框架，用现代医学解剖生理知识融入、填补中医不足，将产生我国独特的新医学。祈与同道共勉之！

本书共分十章：分别为阴阳学说、五行学说、五行与五藏、五行与干支、四柱八字、经络学说、四象五行阵图、万物生成之谜、精神魂魄解、天人相应查未病。插入图表计99幅（其中序言2图，正文80图17表）。

来正华

2020年3月20日

目 录

第一章　阴阳学说

阴阳概念的形成源于日、月、地的天体运动，是中国古代先贤对日月规律运转作用于地球，产生万物的高度概括。

本章将从阴阳学说的形成、基本内容及其在中医学中的应用，加以阐述。

第一节　阴阳学说的形成

阴阳学说的形成，源于古代先哲对日、月、地规律运动，产生于对万物的长期观察，总括的一对哲学范畴。

一、阴阳概念源日月

古人称“日”为太阳，“月”为太阴，“太”者，具高、大，溯源至极之谓。故阳根于日，阴根于月。日月为阴阳本源。故经云：天气下降，地气上升，气交之中，人之居也，万物由之。即日热下射为天气下降，月寒吸引为地气上升，天地之气交合而为万物盛衰生死之本。

二、日月属性为寒热

太阳有气发热（组成太阳的物质氢占71%，氦占27%，其他元素占2%。表面温度约为6000℃），故太阳对地球作用是光照与热散；太阴无光无热本寒，被太阳照射时可达127℃，无日照则为－183℃，故太阴对地球作用是黑暗与寒凝。

三、寒热功用为聚散

太阳（日）光热辐照地球，其功能为散，灵则发散，散则为气，即道家所谓物散为气；太阴（月亮）暗而无光无热性寒，寒则收引凝聚，即道家所谓气聚成物之理，此亦即热胀冷缩之意，故《素问·阴阳应象大论》曰："阳化气，阴成形。"以水喻之，水常温流动为液，温度超过100℃则化为气体，低于0℃则变化为固体冰块。

四、阴阳气交万物生

《灵宝毕法》曰："大道无形，视听不可以见闻；大道无名，度数不可以筹算。资道生形，因形立名，名之大者天地也。"《阴符经》疏曰："天地者则阴阳之二炁。"故知，天地之称谓，源于"炁"，炁之轻清上升者为天，炁之重浊者下降为地。即《内经》所谓："气之升降，天地之更用也。升已而降，降者谓天；降已而升，升者谓地。天气下降，气流于地；地气上升，气腾于天。故高下相召，升降相因，而变作矣。"

古代先哲不承认宇宙是由神创造和主宰的，认为：天地万物之有形生于无形，要经历太易、太初、太始、太素四个时段。[《周易乾凿度》："太易者，未见气也；太初者，气之始也；太始者，形之始也；太素者，质之始也。炁、形、质具而未离故曰浑沦，浑沦者言万物相浑成而未相离，（言万物莫不资此三者也）视之不见，听之不闻，循之不得，故曰易也，易无形畔。"]太极图对这四个阶段的变化做总结简化。化为两个层次。一、太易，按汉语汉字解"易"字曰：日月为易，阴阳（交替）也。《周易参同契》解易曰上日下月为易。二、把太极、太始、太素等万物演变过程省略。直接概括为物质。故曰太极。即含气、形、质之变化。太易时，地球上只有日月未有气；太初时，开始有气；太始时，有了形象；太素时才开始产生物质。当炁、形、质具而未分离之际，称作浑沦。浑沦者，言万物相浑成而未相离，视之不见听之不闻循之不得的状态。这个浑沦状，即是《道德经》25章"有物混成，先天地生，寂兮廖兮，独立而不改，周行而不殆，可以为天下母，我不知其名，字之曰道，强为名曰大"，也是《道德经》42章所说"道生一，一生二，二生三，三生万物"的一；"二"即太极图中首尾相偎，密不可分的阴阳鱼，即太阳日太阴月的象征；"三"指太极图中表示阴阳气交的"S"线，亦即日月作用于地球形成的大气层，这个围绕地球的大气层，才是万物生长繁衍的基础，也是天人地三才形成的理论依据。

其机理源于：太阳照射地球形成白昼为阳；太阴寒凉无光使地球黑暗

为阴。太阳光热照射地球把水变成气，太阴性寒吸引地球使气升腾上天形成围绕地球的大气层，这就是因为有了日月阴阳的作用，才产生了气，有了气交，才有了天地万物的生成。故《素问·六微旨大论》曰："何谓气交？上下之位，气交之中，人之居也。故曰：天枢之上，天气主之；天枢之下，地气主之；气交之分，人气从之，万物由之。此之谓也。"《素问·五运行大论》曰："夫变化之用，天垂象，地成形，七曜纬虚，五行丽地；地者，所以载生成之形类也。虚者，所以列应天之精气也。形精之动，犹根本之与枝叶也，仰观其象，虽远可知也。帝曰：地之为下否乎？岐伯曰：地为人之下，太虚之中者也。帝曰：凭乎？岐伯曰：大气举之也。"

《素问·阴阳应象大论》云："黄帝曰：阴阳者，天地之道也，万物之纲纪，变化之父母，生杀之本始，神明之府也。"

《素问·六微旨大论》："气有胜复，胜复之作，有德有化，有用有变，变则邪气居之。""夫物之生从乎化，物之极由乎变。变化之相迫，成败之所由也。故气有往复，用有迟速，四者之有，而化而变，风之来也。帝曰：迟速往复，风所由生。出入废则神机化灭，升降息则气立孤危，故非出入，则无以生长壮老已；无升降，则无以生长化收藏。是以升降出入，无器不有。""故无不出入，无不升降，化有小大，期有近远，四者之有，而贵常守，反常则灾害至矣。"

明代张介宾《类经图翼·五行统论》说："五行即阴阳之质，阴阳即五行之气，气非质不立，质非气不行，行也者，所以行阴阳之气也。"《大宝论》："凡万物之生由乎阳，万物之死亦由乎阳。非阳能死物也，阳来则生，阳去则死。人是小乾坤，阳来则生，阳去则死。"

第二节　阴阳学说的基本内容

由于阴阳概念的形成源于"日月往来"共同作用于地球的结果，所以它有着对立统一、升浮降沉、交感互藏、互根互用、消长平衡、相互转化的基本特征。

一、阴阳的对立统一

阴阳之根源日月，日月之性本寒热，寒热之功在聚散，散而复凝万物生。

阴阳理论形成于日月与地球之间规律的周期运动。阴阳既对立相反又共存一体。这就是太极图展示的，两条黑白分明的阴阳鱼，首尾相偎的并存于一个圆圈内的深邃内含。

它体现了自然界一切事物或现象都存在着既相互对立，又相生相成的，属性截然不同的两个方面，如上与下、天与地、动与静、出与入、升与降、昼与夜、明与暗、寒与热、水与火、男与女等。阴阳既是对立的，又是统一的。对立是两者之间相反的一面，统一是两者之间相成的一面，没有相反就没有相成，没有太阳热能辐射就不能生物，没有太阴寒敛凝聚就不能成物，这就是阴阳共统于一体，对立共存的基本属性。

二、阴阳之气主升降

气之升降源于两方面。李荃疏《黄帝阴符经》曰："阴阳者，天地之二气。"阳者为日，东升西降，辐照下行而成天气下降；阴者为月，西升东降，吸引上行以成地气上升。再者，太阳的南北回归运动形成春来气升、秋至气降的四季气候的循环升降。两炁逆行而成升降之势。故曰：气之升降，天地之更用也，升已而降，降者谓天；降已而升，升者谓地。天气下降，气流于地；地气上升，气腾于天。故高下相召，升降相因，而变作矣，而生万物也。

三、阴阳的交感互藏

阴阳的交感互藏是对日月天地之气相向交合产生万物的高度概括。交感即交互感应。阴阳交感是指阴阳二气在运动变化中逆向交合，不断地相互影响、相互作用，才能产生万物，男女交合才能生出孩子。

天地阴阳二气，逆行方成气交，以生万物。《素问·六微旨大论》曰："何谓气交？上下之位，气交之中，人之居也。故曰：天枢之上，天气主之；天枢之下，地气主之；气交之分，人气从之，万物由之。此之谓也。气之升降，天地之更用也，升已而降，降者谓天；降已而升，升者谓地。天气下降，气流于地；地气上升，气腾于天。故高下相召，升降相因，而变作矣。"

所以，万物化生皆源于天地阴阳二气的相互作用。如宋代周敦颐《太极图说》："二气交感，化生万物。"《荀子·礼记》："天地合而万物生，阴阳接而变化起。"《易传·咸》："天地感而万物化生。"《天元纪大论》：

"在天为气，在地成形，形气相感而化生万物矣。"

由之可见，整个自然界，任何事物的发生、发展都离不开阴阳交感。天之阳气下降，地之阴气上升，二气交感是化生万物的基本条件。有阳光雨露的沐浴滋润和大地厚德养育，自然界生物才得以生发成长。在人类，只有男女性交，阴精与阳精交感和合才能产生新的生命，人类才得以繁衍。如果没有阴阳二气的交感运动，就没有自然界万物，就没有生命。故阴阳交感是生命活动产生的基本条件，阴阳和谐是发生交感作用的前提条件。

故《类经·运气类》曰："天本阳也，然阳中有阴；地本阴也，然阴中有阳。此阴阳互藏之道。"此即，任何事物或现象，即便属阴，亦含有阳的成分；即便属阳，亦含阴性成分。但由于其所含阴阳成分不同，从而表现出不同的性质，如在形态、色泽、轻重、质地、动静、发展趋势、运动形式等方面都表现出不同，此皆由于万物所禀受和蕴含的阴阳之气的多少差异所致。因此，事物阴阳属性的划分，即依据其所含阴性和阳性成分的比例大小而定。事物所表现出来的属性，即"显性状态"，由其占比较大的属性决定，而占比较小的属性则不易显露，为"隐形状态"。事物或现象所蕴含的阴阳属性对其本身的生长、发展、变化有着极其重要的调控作用，且能维持阴阳之间的协调与稳定。故《四圣心源·天人解》曰："阴中有阳则水温而精盈，阳中有阴则气清而神旺。"

四、阴阳的互根互用

阴阳互根互用指阴阳是一个具有对立统一特点的矛盾体，即互相对立、制约，又互为根本、相互依存，一方的存在必以对方的存在为基础，任何一方脱离对方都不能单独存在。如太极图所示，没有阳鱼，一条阴鱼构不成太极图；如果没有了阴鱼，一条阳鱼也构不成太极图。就是说，没有阳也就无所谓阴，没有阴也就无所谓阳；上为阳，下为阴。没有上就无所谓下，没有下也就无所谓上。故王冰注《四气调神大论》曰"阳根于阴，阴根于阳"；《医源·阴阳互根论》曰"阳不能自立，必得阴而后立，故阳以阴为基，而阴为阳之母；阴不能自见，故阴以阳为统，而阳为阴之父。根阴、根阳，天人一理也"；《景岳全书·传忠录》更有"阴阳之理，原自互根，缺一不可"。

阴阳互用是指阴阳在互根依存的基础上，具有相互资生、促进、助长的特点。正如《阴阳应象大论》所说："阴在内，阳之守也；阳在外，阴之使也。"意即阳以阴为基，阴以阳为偶。阴为阳守持于内，阳为阴役使于外。两者相互为用，不可分离。《生气通天论》曰："阴者，藏精而起亟也；阳者，卫外而为固也。"意即，藏于体内的阴精，不断的激发转化为阳气，令阳气不虚；运行于体表的阳气固护藏于内部的阴精，使不外泄。故王冰曰："阳气根于阴，阴气根于阳。无阴则阳无以生，无阳则阴无以化。"

五、阴阳的消长平衡

阴阳的消长变化是阴阳发展变化中的量变过程。机理源于太阳的南北回归运动。在冬至节太阳在南回归线，此时太阳离地球最远，对地球的光照最弱，天气最冷，过了这一天，太阳向北运动，光照增加，故地球呈现阳长阴消的过程；直到夏至节，太阳到达北回归线，此时对地球光照最强，过了这一天，太阳向南运动，渐离地球，对地球光照开始减弱，地球呈现阳消阴长的过程。《易经》十二消息卦用以表示一年四时（季）、八节（即二至：冬至、夏至；二分：春分、秋分；四立：立春、立夏、立秋、立冬；《周髀算经》释曰：二至者，寒暑之极；二分者，阴阳之和；四立者，生长收藏之始，是为八节）十二月、二十四节气阴阳的消长平衡变化规律（图1）。天气隐入地体为消，地气释出升天为息。

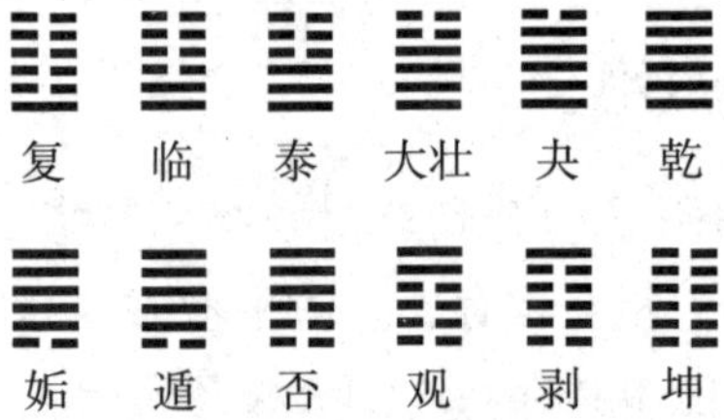

复　临　泰　大壮　夬　乾

姤　遁　否　观　剥　坤

阳生于复而极于乾；阴生于姤而极于坤。

图1　十二消息卦

图解：卦中——为阳爻，— —为阴爻。对应两卦阳爻、阴爻之和皆各为六，此即阴阳的内在平衡模式。如十一月复卦一阳爻五阴爻，对应五月姤卦的五阳爻一阴爻，一阳爻＋五阳爻＝六爻卦；五阴爻＋一阴爻＝六爻卦。余卦类此以推。

其寓意：复卦一阳生，临卦二阳生，泰卦三阳生，大壮卦四阳生，夬卦五阳生，乾卦六阳生，为阳鼎盛时期。接下来，姤卦一阴生，遁卦二阴生，否卦三阴生，观卦四阴生，剥卦五阴生，坤卦六阴生，为阴寒极盛时期。

其形成机理：太阳的南北回归运动。“复”位于冬至，属十二地支的“子位”。这时，太阳在南回归线，离地球最远，对地球光照最少，所以地球最冷（我们居住在北半球，故以北半球的寒热温凉论事，此时南半球最热），阳生之势藏于重阴之下，故以复卦喻之。过了冬至，日从南回，辐射加强，气温回升，故一阳生、二阳生、三阳生、四阳生、五阳生，至乾卦六爻皆阳。此时，太阳已到北回归线，对地面光照最强，节气为夏至，十二地支为午位。过了夏至，太阳开始向南回归线运动，渐离地球，光照减少，天气转凉，故一阴生、二阴生、三阴生、四阴生、五阴生，至六爻全阴的坤卦，又开始了新的一轮循环。

以原始反终的圆形图展示更易理解（图2）。从里向外分别为太极图、北四方位、十二地支、十二消息卦名、十二消息卦、人身对应十二体、十二脏腑、十二月十二属相、二十四节气。

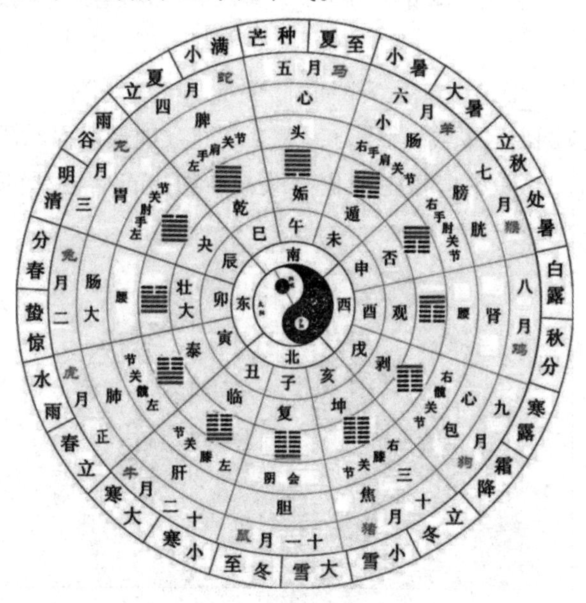

图2　圆形十二消息卦

六、阴阳的相互转化

阴阳具有其大无外、其小无内的无限可分性。

阴阳的相互转化系指阴阳量变至一定程度，则可以发生向其相反方向转化的质变。《内经》曰：“四时之变，寒暑之胜，重阴必阳，重阳必阴。故阴主寒，阳主热。故寒甚则热，热甚则寒。故曰寒生热，热生寒，此阴阳之变也。”

俗谓冬至一阳生，夏至一阴生。《周髀算经》谓：冬至、夏至者，阴阳至极也。冬至节，日至南回归线当北回，故阴极而阳生；夏至节，日至北回归线当南行，故阳极而阴生（见图3），此一年之阴阳转化。一日阴阳之转化，即午正（12 点整）阳转阴；子正（0 点整）阴转阳。人类阴阳转化，出生为阴转阳，人到中年为阳转阴。

七、先天 64 卦圆形天象图与阴阳消长变化规律

《三三医书·阴阳升降论》说：“先天八卦，自震而乾为阳之升，由巽而坤为阴之降，大圆图之自复而乾，自姤而坤，无不若合符节，人与天地为一，少而壮，壮而老，一大升降也。”

先天 64 卦圆形天象图（图 3），以二进制数理模式揭示阴阳的消长转化、升浮降沉，是展示植物生长化收藏、动物生长壮老死的自然天象模式图。

先天64卦圆形天象图
展示二进制数理的自然模式图

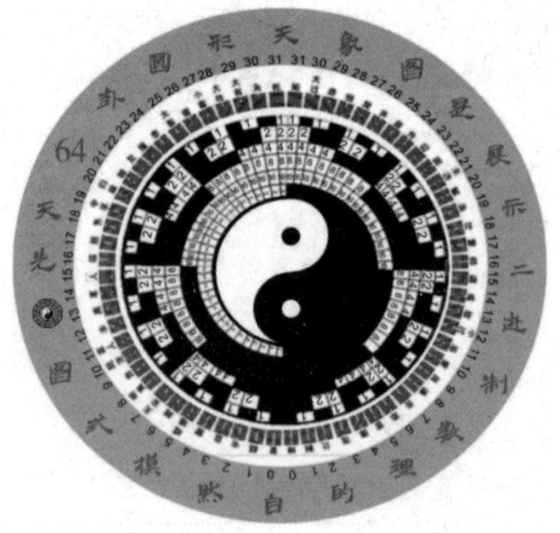

图 3　先天 64 卦二进制数理模式

本图内为下卦，外为上卦。白为阳，黑为阴。从内到外分别为初、二、三、四、五、上，代表各卦的六个爻位。从内向外白色分别为初九、九二、九三、九四、九五、上九；黑色分别为初六、六二、六三、六四、六五、上六。卦中从外向内成倍递增的阿拉伯数字1、2、4、8、16、32为二进制的数字，如最外层的是“1”，递进一层的数字是“2”，再递进一层的数字是“4”，再递进一层的数字是“8”，再递进一层的数字是“16”，再递进一层“32”（本图中初九、初六，只代表阴阳的区分，不代表数字）。卦外标识的数字，是一卦六个爻位数字相加的和。如“益”为3，是1+2形成；“家人”为11，是1+2+8形成；“未济”的21，是1+4+16形成；“姤”的31，是1+2+4+8+16获得的，余皆仿此。数字的大小代表着阳气的多少，数字大的阳气多，数字小的阳气少。

第三节 阴阳学说在中医学中的应用

阴阳学说作为一种自然观和方法论，广泛应用于中医学各个方面。主要运用其对立统一、互根互用、交感互藏、消长平衡、相互转化等内在联系，说明人体的组织结构、生理功能、病理变化，并以之指导疾病的诊断、治疗等。

一、对立统一说明人体组织结构

根据阴阳对立统一的观点，中医认为人体是一个有机整体，人体内部充满着阴阳对立统一的关系。人体所有的组织结构，既是有机联系的，又可以划分为相互对立的阴阳两部分，主要表现在部位分阴阳、脏腑分阴阳、经络分阴阳三个方面。

1. 部位分阴阳

中医学根据人体脏腑组织结构所在部位不同，将人体的组织结构划分为阴阳两大类，如人体的上部为阳，下部为阴；体表为阳，体内为阴；背部为阳，腹部为阴；四肢外部为阳，内部为阴等。

2. 脏腑分阴阳

就五脏六腑而言，由于五脏“藏精气而不泻”，六腑“传化物而不藏”，故五脏属阴，六腑属阳；就五脏而言，心肺居上为阳，肝脾肾居下为阴。由于脏腑功能的差异及其与自然界四季通应的不同，在其阴阳属性之中还可再分阴阳：心肺居上为阳，然心主血，与夏季通应，其气主升；肺主气，在五行属金，与秋季通应，其气主降，故心为阳中之阳脏，肺为阳中之阴脏。肝脾肾居下为阴，然肝主疏泄，在五行属木，与春季通应，其气主升；肾主藏精纳气，在五行属水，与冬季通应，其气以藏为主，故肝为阴中之阳，肾为阴中之阴。而脾主运化升清，为脏腑精气赖以生成的后天之本，在五行属土，与长夏通应，其气以化为特点，所以称为"阴中之至阴"。每一脏腑又有阴、阳之分，如心有心阴、心阳，肺有肺阴、肺阳，肝有肝阴、肝阳，脾有脾阴、脾阳，肾有肾阴、肾阳等。

3. 经络分阴阳

将人体的经络系统分阴阳：十二正经有手足三阴三阳之别。阳经行于肢体外侧面，阴经行于肢体内侧面；奇经八脉中的跷脉、维脉，行于身之内侧者称阴跷、阴维；行于身之外侧者称阳跷、阳维；督脉行于背部正中线，有总督人体阳经功能，故属阳，并被称为"阳经之海"，任脉行于腹部正中线，有总任人体阴经的作用，故属阴，被称为"阴脉之海"。

二、说明人体的生理功能

以阴阳学说说明人体的生理功能，主要运用阴阳的交感、互藏、互根互用、消长平衡、升降出入运动等来概括人体生理活动的物质基础、生理活动的基本形式、脏腑生理功能及其相互关系、机体的防御功能，并认为这些关系协调平衡才能维持健康状态。

1. 说明生理活动的物质基础

精、气、血、津、液是构成人体和维持人体生命活动的物质基础。无形之气与有形之精、津、血、液有机结合，分布运行于五脏六腑、四肢百骸、十二经脉、周身孙络。无形之气以有形之精、津、血、液为载体，无形之气又为有形之质运行的动力，故曰：气为血之帅，血为气之母。无形之气，具温煦、推动、兴奋之功，主"动"主"外"，故属阳；精、津、血、液为有形之质，主"静"主"内"，具滋养、濡润之用，故属阴。根据阴阳无限可分性，又可将气血再分阴阳，如在气中，将行于脉外，护卫肌表，剽疾滑利之气称为"卫阳之气"，简称"卫气"；将行于脉中，化生血液，濡养脏腑组织之气称为"营阴之气"，简称"营气"。精、津、血、液也可再分阴阳，如质清稀薄之津称阳；质浊稠厚之液称阴等。

2. 阴阳升降是生理活动的基本形式

天生万物分动、植。百谷草木等植物之生长化收藏赖气之升降完成；胎卵湿化等动物之生长壮老死借气之出入以存。如日北回春来阳气升，草木生发随气升而生长；日南归秋至阴气降，草木衰败随气敛降而收藏，故《内经》谓之“气立”，即因气而立也。

人生于天地，借气而生。无崖子曰：夫天地虚空中皆气，人身虚空中亦气。故呼出浊气，身中之气也；吸入清气，天地之气也。人在气中，如鱼游水中，鱼腹中不得水出入即死，人腹中不得气出入亦死。人在气中，气在人中，人不离气，因失气而死。是以死生之理，尽在气也。故当与天地升降之气同呼吸共出入方能长生。故曰：形之所恃者，气也；气之所依者，形也。气全则形全，气竭即形毙。故气之与形，相须而成。形恃气立，气以形存，形气相宜，方能精盈气足神旺，《内经》谓之“神机”。故《六微旨大论》曰：“出入废则神机化灭，升降息则气立孤危。故非出入，则无以生长壮老已；非升降，则无以生长化收藏。是以升降出入，无器不有。”此之谓也。

3. 以交感互藏互用之道说明生理功能及其相互关系

脏腑之间分阴阳、脏脏之间分阴阳、腑腑之间分阴阳、脏腑自身亦分阴阳，其生理功能的形成皆具阴阳交感互藏互用之妙。如君主之官的心，心阴具濡润、滋养心脏营血之用，心阳具温煦、推动血气运行之功，两者相辅相成，共同维持心脏功能正常。后天之本的肾，肾阴具有濡润、滋养之功，肾阳却有温煦、推动之能，二者共同维持肾脏功能的正常运行。心肾之间也存在“阴阳相交”“水火互济”的生理关系，即心阳下温肾水，令肾水不寒；肾阴上济心阴，使心火不亢，从而维持心肾相交，水火既济的功能状态。

4. 互根互用说明机体的防御功能

阴阳互根互用，各司其职，共同完成维护机体的防御功能。即《阴阳应象大论》所说“阴在内，阳之守也；阳在外，阴之使也”；《生气通天论》所谓“阴者，藏精而起亟也；阳者，卫外而为固也”。意为：阳气在外，具有保护机体内部组织器官的卫外功能；阴精在内，是阳气的物质基础，为阳气提供能量补充。

总之，人体内各种物质和功能之间的关系，均与阴阳对立统一、升浮降沉、交感互藏、互根互用、消长平衡、相互转化的基本特点相关。只有人体内部阴阳关系相互协调平衡，才能保证健康状态，机体内阴阳关系紊乱则导致疾病的发生。故《素问·生气通天论》曰：“阴平阳秘，精神乃治；阴阳离决，精气乃绝。”

三、阴阳失调是疾病发生根源

运用阴阳学说阐释机体的病理变化，主要体现在阴阳功能失调，超出了机体的调节或承受能力，导致机体生理功能紊乱而发生疾病。其病理总纲有阴阳偏胜（盛）、阴阳偏衰、阴阳互损、阴阳转化等方面。

1. 分析阴阳正邪的阴阳属性

适宜的阴阳消长平衡是维持人体正常生命活动的基本条件。阴阳失调是一切疾病发生的根源。疾病的发生、发展，是人体正气与邪气相互作用的结果。正气系指机体内适宜、协调、顺畅的阴阳功能活动，泛指机体对外界适应能力和抗病修复能力等。邪气泛指各类致病因素，在外如风寒暑湿燥火六气之太过、不及，超越了机体的承受能力，在内，喜怒忧思悲恐惊七情之太过、不及导致体内气血逆乱，可引发疾病者，皆谓邪气。正气可分阴正、阳正，邪气亦分阴邪、阳邪，如卫气为阳之正气，营气为阴之正气，燥气为阳之邪气，湿气为阴之邪气等。

2. 说明疾病的病变机制

就自然天道而言，日月阴阳之气规律和谐地作用于地球，即为风调雨顺，是动植万物生死盛衰的基础。如果日月阴阳之气偏盛偏衰，旱涝不均，则直接影响着地球万物的生长。同理，日月阴阳之气异常，对人们健康也起着重要的作用。

疾病发生的过程即邪正斗争的过程。《素问·生气通天论》曰：“生之本，本于阴阳。”《素问·阴阳应象大论》曰：“阴阳者，天地之道也，万物之纲纪，变化之父母，生杀之本始，神明之府也，治病必求于本。”综上故知，自然万物，皆生于日月阴阳升降之气，其气宜则万物昌盛，气乱则万物衰亡。故善治者，察色按脉，先别阴阳，则病虽复杂万变，总难脱阴阳偏盛、偏衰、互损、消长、转化之机栝。故曰：一阴一阳之谓道，偏阴偏阳之谓疾。概述于下。

（1）阴阳偏胜（盛）

此阴、阳之气太过，超越正常水平引发之祸。在自然界，阳热太过则炎灼伤物，阴寒太过则冰冻害物，此即阳邪、阴邪之谓。此邪为患。皆为实证，其表征即《内经·阴阳应象大论》所谓“阴胜则阳病，阳胜则阴病；阳胜则热，阴胜则寒”。

1）阳胜则热（阳盛则阴病）：此为阴平阳盛实热证。阴阳均不盛不衰，寒热互济，则人体健康。如果阴寒之气平和，不盛不虚，而阳（热）气亢盛，则“邪从热化”而表现为阳热亢盛之疾。即所谓“阳胜则热”。如瘟邪侵犯人体，或寒邪入里化热，则可出现高热、烦躁、神昏、谵语、面赤、脉数等热证。阳热过盛必耗阴津，继之并发津液亏乏，舌红口干之燥证，即阳盛则阴病（如图3）。

2）阴胜则寒（阴盛则阳病）：此为阳平阴盛寒实证。阳热之气平和，不盛不衰，阴寒之气偏盛，则“邪从寒化”而表现为阴寒亢盛之疾。即所谓“阴胜则寒”。如寒邪直中人体，即出现形寒肢冷，脘腹冷痛，泻下清稀，舌淡苔白，脉迟沉紧之候。寒为阴邪，耗伤阳气 。故“阴盛则阳病”（如图4）。

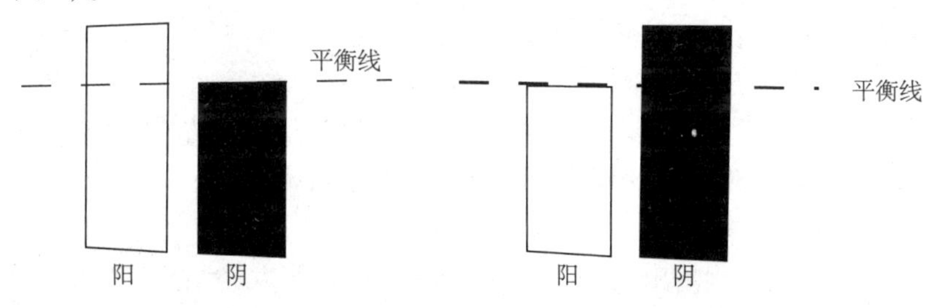

图4 阳盛实热证示意图　　图5 阴盛实寒证示意图

（2）阴阳偏衰

此阴、阳之气太弱，低于正常水平太过引发之祸。在自然界，阳气不足，当热不热，则生长不能，万物凋零；阴气不及，当寒不寒，则敛降无权，谷茂籽秕，此即阳虚、阴虚之弊。凡此病候，皆为虚证，阴阳偏衰系阴阳任何单方能量低于正常水平而引发的病理状态，称为阴虚、阳虚。其临床表现为“阳虚生外寒”“阴虚生内热”。

1）阳虚生外寒：此为阴平阳虚而生外寒。阴寒之气平和，不盛不虚，而阳（热）气衰少。根据阴阳互根互制之道，阳虚则阴盛，非阴真胜，阳虚而阴相对偏盛，阳虚不能制阴，故显面色苍白、畏寒肢冷、神疲蜷卧、乏力自汗、脉象细微等“阳虚外寒”之象。此谓“阳虚生外寒”（如图6）。

2）阴虚生内热：此为阳平阴虚生内热。阳热之气平和，不盛不衰。阴寒之气衰少，阴虚系指人体阴气虚衰。根据阴阳互根互制之道，阴虚则阳盛，非阳真胜，阴虚而阳相对偏盛，阴虚不能制阳，故显潮热盗汗、五心烦热、舌红少苔、口干、脉细数等“阴虚内热”之象（如图7）。

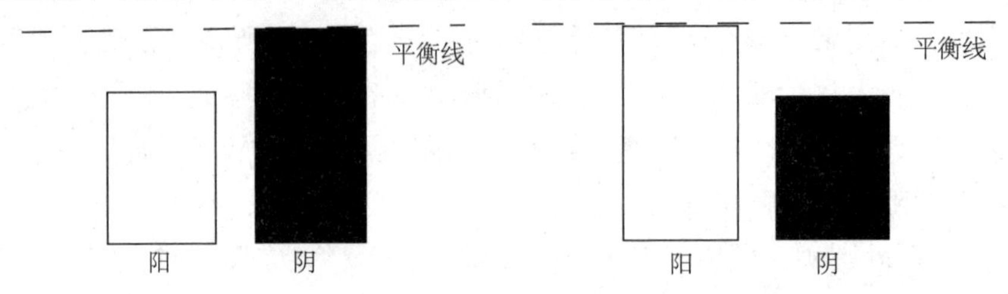

图6 阳虚生外寒示意图 **图7 阴虚生内热示意图**

阴阳盛衰辨证要点在于：阴阳偏盛系邪气过亢之实证；阴阳偏衰系正气不足之虚证。正如《素问·通评虚实论》所说：“邪气盛则实，精气夺则虚。”

（3）阴阳互损

发生于精气不足之虚候。由于阴阳之间具有互根互用关系，在正常时相互滋生，久病亏虚时则出现互耗互损之阳损及阴、阴损及阳的阴阳互损病态。

1）阴损及阳：据阴阳互根互用、互生互养之道，当阴虚至极，自救无能，失去与元阳协调共生之资，呈现因阴虚而致阳虚之候，临床表现：常先有腰膝酸软、五心烦热、乏力盗汗等阴虚症候，继之兼见畏寒、蜷卧等阳虚症状，即为“阴损及阳”。

2）阳损及阴：经云，阳生阴长，阳杀阴藏。当阳损至极，失去与阴精共生之本，临床表现：先有畏寒肢冷等阳虚之候，继之兼见五心烦热等阴虚症状，即为“阳损及阴”。

3）阴阳互损的辨证要点在于：此为正气衰败之虚证，多无实邪可见。病机，或因阴精不足而累及阳热耗损；或因阳气衰减而导致阴精败亡。终至阴阳两虚。

（4）阴阳转化

阴阳转化是物极必反的质变现象，自然界中的“冬至一阳生，夏至一阴生”“子时一阳生，午时一阴生”即是明证。在临床表现为：在一定条件下，阴寒证可以转化为阳热证；阳热证可以转化为阴寒证。

1）阳证转化为阴证：高烧患者，稽留不退，耗伤元气，突现体温下降，四肢厥逆，脉微欲绝之“虚寒象”（即所谓“休克”），即为阳证转阴证。

2）阴证转为阳证：外感风寒之形寒肢冷、头身酸痛、鼻塞清涕、脉浮紧之伤寒阴证。失治、误治致令郁而化热，出现面红目赤、高烧喜冷、口干咽痛、黄痰浊涕、脉洪大等症候，即为阴证转为阳证。

阴阳转化的辨证要点：阳转阴者，患者体质多为阴寒盛者，此为阳从阴化；阴转阳者，患者体质多为阳热盛者，此为阴从阳化。亦有失治、误治，医为之患。阴阳转化亦有因转化而向愈者，皆当察知。

第四节　阴阳变化总论

黄元御先生总括阴阳变化之论甚妙，摘之于下：“阴阳未判，一气混茫。气含阴阳，则有清浊，清则浮升，浊则沉降，自然之性也。升则为阳，降则为阴，阴阳异位，两仪分焉。清浊之间，是谓中气。中气者，阴阳升降之枢轴，所谓土也。

枢轴运动，清气左旋，升而化火；浊气右转，降而化水。化火则热，化水则寒。方其半升，未成火也，名之曰木。木之气温，升而不已，积而成热，而化火也；方其半降，未成水也，名之曰金，金之气凉，降而不已，积凉成寒，而化水矣。

水、火、金、木，是名四象。四象即阴阳之升降，阴阳即中气之浮沉。分而名之，则曰四象，合而言之，不过阴阳；分而言之，则曰阴阳，合而言之，不过中气所变化耳！”

“四象轮旋，一年而周”。日北回，“阳升于岁半之前”；日南归，“阴降于岁半之后。阳之半升则为春，全升则为夏；阴之半降则为秋，全降则为冬。春生夏长，木火之气也，故春温而夏热；秋收冬藏。金水之气也，故秋凉而冬寒。土无专位，寄旺于四季之月，各十八日，而其司令之时，则在六月之间，土合四象，是谓五行也”。故《春秋繁露·五刑相生》曰：“天地之气，合而为一，分为阴阳，判为四时，列为五行，行者，行也。其行不同，故谓之五行。”无崖子曰：“五行者，果何谓也？即顺应天道运行之五炁也。”

第二章　五行学说

“五行学说”运用的原始本意是“五炁”的概念，并非现代人们普遍传播的木、火、土、金、水这五种视之可见，触之可及的物质。

“五行”的完整概念包含着五行炁象、五行物质两大要素。其理论体系的形成，源于日月的南北回归运动。是对日月、阴阳、升降之气，衍生为升、浮、降、沉四气的细化，是产生春温“木”气升发、夏热“火”气煊浮、秋凉“金”气肃降、冬寒“水”气封藏四季的天文学基础，也是百谷草木等植物春生、夏长、长夏化、秋收、冬藏的理论依据。因为日月阴阳形成的升浮降沉四大功能，作用在地球上，所以视地球为土，故木、火、金、水加土为五，合称“五行”。五行图示应以左肝木、右肺金、南心火、北肾水，脾土居中为宜。故《春秋繁露·五刑相生》对其概括曰：“天地之气，合而为一，分为阴阳，判为四世，列为五行，行者，行也。其行不同，故谓之五行。”

五行学说的生克理论模式，源于河图、洛书。

五行学说的实质是五行炁的概念，用木火土金水五种物质运动变化解释是不妥的。故曰：五行实指五行炁，死啃五物理难明。

第一节　五行炁的形成与特性

一、五行炁的形成

五行炁的形成是对阴阳二炁升、浮、降、沉变化的体现。

太阴、太阳二炁的升降变化形成了由终反始的太极圆运动。太阳的南北回归运动形成了四时（季）、八节、二十四节气、七十二物候。形成了春天木炁为主、夏天火炁为主、长夏土炁为主、秋天金炁为主、冬天水炁为主的五种不同气候的运行特点。

（一）木炁形成

（古人以地球为核心，以太阳的南北回归运动形成面南背北、左东右西的方位概念。）冬天太阳向南回归线运动远离地球，对地球的辐射减少，地面上千里冰封，地下面却温暖如春。到了冬至，太阳开始向北回归线运动，对地球辐射增加，驱赶了严寒，使天气变暖，形成了春天。蕴积于地下被压抑已久的阳热之气，由于解除了冰寒的封闭压迫，蓬勃而出，直冲霄汉，这就是春至雷鸣，动物出蛰，万物生发的木炁。以百谷草木等植物的生长化收藏为喻，农夫开始播种，谷物开始生芽谓之“春生”。《素问·入式运气奥论》曰：木之为言触也（阳气触动，冒地而出也）。

节气为立春—谷雨；农历为正月至三月；地支纪月为寅月、卯月、辰月。

（二）火炁形成

太阳继续向北运动，逐渐加强对地球的辐射，形成了火热的夏天，使万物繁茂，谷物茁壮成长谓之“夏长”，此即火炁之功。《素问·入式运气奥论》曰：火之为言化也（阳在上，阴在下，毁然盛而化生万物也）。

节气为立夏—夏至；农历为四月至五月；地支纪月为巳月、午月。

（三）土炁形成

土含水湿方成土地，无湿掺和即是飞尘。长夏季节，地下阳气继续上升，太阳光热辐射继续加强，二阳合用，蒸水为汽，地面上湿气大增，故空中充满湿气，即“梅（霉）雨”季节。因湿为土之主气，故长夏为土炁形成之季，谷物茎叶生长繁茂，已到开花结果之时，谓之“长夏化”。《素问·入式运气奥论》曰：土之为言吐也（含吐万物，将生者出，将死者归，为万物家）。

节气为小暑—大暑；农历为六月；地支纪月为未月。

（四）金炁形成

过了夏至，太阳开始向南运动，对地球辐射递减，天气转凉。由于寒主收引，故空气中湿气凝为露霜从空而降。故《易经·说卦》解“乾”卦曰：乾为天，为圆、为金、为寒、为冰。即金炁主寒，具收引敛降之能，应于谷物则外壳坚硬、米粒饱满成熟谓之“秋收”。《素问·入式运气奥论》曰：金之为言禁也（阴气始，禁止万物而楸敛）。

节气为立秋—霜降；农历为七月至九月；地支纪月为申月、酉月、戌月。

（五）水炁形成

过了秋季，太阳继续南移天气继续转冷，积聚地面的阳热被寒气继续压向地下水中。地面上冰天雪地，水面结冰，因寒主收引，封闭了地下水里的阳热之气，令不外达，谷物收获储藏谓之“冬藏”，即水主封藏之谛。又《素问·入式运气奥论》曰：水之为言润也（阴气濡润，任养万物也）。

节气为立冬—大寒；农历为十月至十二月；地支纪月为亥月、子月、丑月。

二、五行特性

木曰曲直：生发、条达，主仁，其性直，其情和。其味酸，其色青。

火曰炎上：炎热、向上，主礼，其性急，其情恭。其味苦，其色赤。

土爰稼穑：长养、化育，主信，其性重，其情厚。其味甘，其色黄。

金曰从革：清净、收敛、肃杀、主义，其性刚，其情烈。其味辛，其色白。

水曰润下：寒冷、流动、向下，主智，其情聪，其情善。其味咸，其色黑。

表3　五行类像表

类象＼五行		木	火	土	金	水
河图		左三八	上二七	中五十	右四九	下一六
洛书		左三八	上四九	中五	右二七	下一六
八卦		震巽	离	坤艮	乾兑	坎
四象		少阳	太阳	中央	少阴	太阴
天文	五星	木星	火星	土星	金星	水星
	五运	丁壬水运	戊癸火运	甲己土运	乙庚金运	丙辛水运
	五季	春	夏	四季末 18 天	秋	冬
	五炁	木炁温	火炁热	土炁湿	金炁燥	水炁寒
	五色	青	赤	黄	白	黑
	地道十干	甲乙	丙丁	戊己	庚辛	壬癸

续表

类象 \ 五行		木	火	土	金	水
地理	地支	寅卯	巳午	辰戌丑未	申酉	亥子
	五材	木	火	土	金	水
	五化	生	长	化	收	藏
	五方	东	南	中	西	北
	五位	左	上	中	右	下
	五形	直	尖	方	圆	曲
	五菜	韭	薤	葵	葱	藿
	五果	李	杏	枣	桃	栗
	五味	酸	苦	甘	辛	咸
	五谷	麻菽	麦	稷	稻	豆
	五畜	鸡	羊	牛	马	彘
人体人事	五常	仁	礼	信	义	智
	五脏	肝	心	脾	肺	肾
	六腑	胆	小肠三焦	胃	大肠	膀胱
	五官	目	舌	口	鼻	耳
	五神	魂	神	意	魄	志
	五事	视	言	味	嗅	听
	五体	筋膜	血脉	肌肉	皮毛	骨髓
	五华	爪	面	唇	皮毛	头发
	五情	怒	喜	忧思	悲	惊恐
	五声	呼	笑	歌	哭	呻
	五音	角	徵	宫	商	羽
	五嗅	臊	焦	香	腥	腐
	五液	泪	汗	涎	涕	唾

第二节　五行生克源河洛

《易》云：河出图，洛出书，圣人则之以画八卦。据传：伏羲时期龙马负河图出，伏羲氏则之以画先天八卦，亦称伏羲八卦；商周时期神龟负洛书出，周文王则之以画后天八卦，亦称文王八卦。五行生克之理源于河图、洛书。木火土金水之相生源于河图，木土水火金之相克源于洛书。

一、河图顺行随阳生

此“阳”指太阳。古人观测天象变化，把地球当作固定标志物，感觉太阳日、太阴月是围绕地球运转，太阳、太阴始终位于地球南面，故确立面南背北、左东右西的方位观。如太阳的一日运动，在早晨5～7点之卯时，太阳从左边东方升起，11～13点之午时，太阳位于天空南面上方，17～19点之酉时，太阳落于右边西方，然后沉入地下，次日又从左边的东方升起，巡行一周。日地的年周运动关系，体现在日地的南北回归运动方面。冬至日，太阳位于南回归线，离地球最远；夏至日，太阳位于北回归线，离地球最近。一年中，太阳直射点往复运动于南北回归线之间，从而形成春夏秋冬四季，温热凉寒四候，木、火、金、水四炁的升、浮、降、沉运动。这些变化规律的形成，皆以太阳日的升浮降沉和南北回归运动为依据，故五炁形成于太阳日的升浮降沉运动，描述模式就是河图。

（一）河图图解

河图由五组数字组成，即下为1、6，上为2、7，左为3、8，右为4、9，中间5与10（图8）。歌曰：

天一生水，地六成之。一为水生数，六为水成数；

地二生火，天七成之。二为火生数，七为火成数；

天三生木，地八成之。三为木生数，八为木成数；

地四生金，天九成之。四为金生数，九为金成数；

天五生土，地十成之。五为土生数，十为土成数。

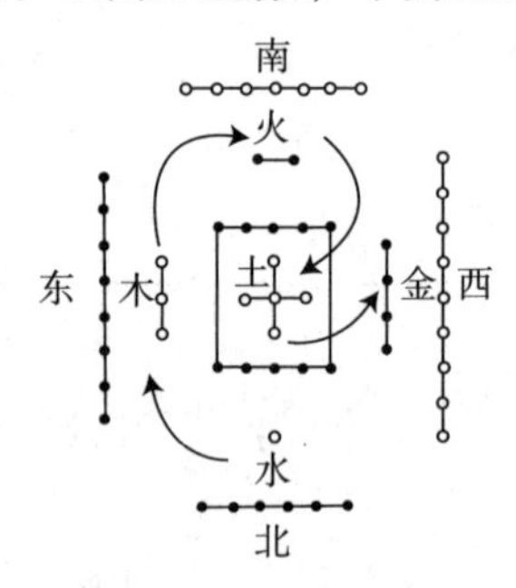

图8 河图五行相生图

（注：图中内圈1、2、3、4、5为生数，应加上“炁”字，即形成如左三为木炁、上二为火炁、右四为金炁、下一为水炁、中五为土炁；外圈为成数，即六水、八木、七火、九金、中间为十土。）

《洪范·九畴》亦按河图生成顺序排列五行曰："五行，一曰水，二曰火，三曰木，四曰金，五曰土。水曰润下，火曰炎上，木曰曲直，金曰从革，土爰稼穑。"

五行相生理论，即源于河图顺从天道运行的五炁顺序相生之道。

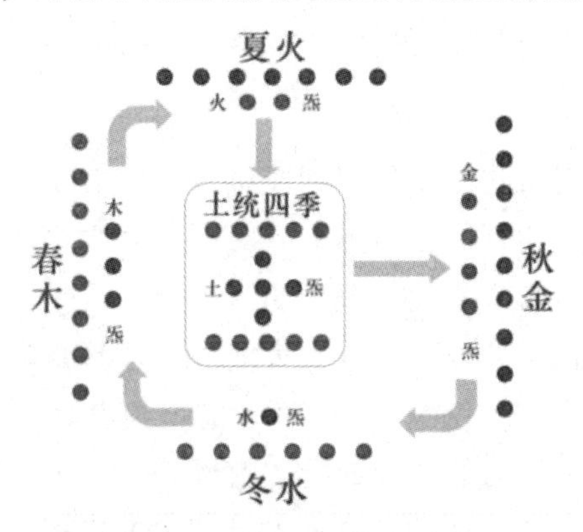

图9 河图五炁相生示意图

按顺时针方向

北方一、六冬季肾水，生东方三、八春季肝木；

东方三、八春季肝木，生南方二、七夏季心火；

南方二、七夏季心火，生中央五、十长夏脾土；

中央五、十长夏脾土，生西方四、九秋季肺金；

西方四、九秋季肺金，生北方一、六冬季肾水。

河图之生数为开物之先天，以生五行气象；成数成物于后天，形成五行物质。张景岳在《类经图翼·阴阳体象》说："体象之道，自无而有者也。无者先天之气，有者后天之形。邵子曰：天依形，地附气，气以造型，形以寓气。是以开物者为先天，成物者为后天；无极而太极者先天，太极而阴阳者后天；数之生者先天，数之成者后天；无声无臭者先天，有体有象者后天。先天者太极之一气，后天者两仪之阴阳，阴阳分而天地立，是为体象之祖。"中医学运用的五行，实指五行的气化作用。正如黄元御先生在《四圣心源》所说："五行之理，有生有克。木生火，火生土，土生金，金生水，水生木；木克土，土克水，水克火，火克金，金克木。其相生相克，皆以气而不以质也。成质则不能生克也。"

《黄帝阴符经》论五炁之疏曰："天地，则阴阳之二炁，炁中有子名曰五行。五行者，天地阴阳之用也。"又曰："天地万物胎卵湿化，百谷草木悉承此七炁而生长。”意即阴阳二炁衍生五子就是五炁，与阴阳二炁相合就是七炁，无论羽甲裸虫等胎卵湿化各种动物，还是百谷草木等各类植物皆赖此七炁生长变化。所以古人言五行，其实际运用的是五行的木炁、火炁、土炁、金炁、水炁的化生功能作用，而非木火土金水这五种物质，视作五种形质固定的五行物质则失医道本意，大谬也。

（二）河图生成数要义

河图生成数是对万物生长化育到成熟过程的界定，其中对胎卵湿化等动物生成的划分是以生育能力为标准，对百谷草木等植物类生成的划分是以能否开花结果为标准。譬如：从婴儿出生到具有生育能力阶段为生数；当男性十六岁、女性十四岁，具有生育能力，才算是完整的具备人类基本要素的成熟的“人”，即成数；百谷草木植物类没具备开花结果能力之前为生数，有开花结果能力的才为成数，就像一个杏核发了一个杏树芽，不能称作杏树，生长三年能开花结果了才是杏树的道理一样。故河图对生数的描述是处于自然炁化影响下，万物的生长发育由无到有，由小到大动态变化过程；对成数的描述则是对世界万物具备了固定形质模式的概括。

1. 河图生数寓炁像，河图成数为形质

河图生成数：生为生发，即万物生长、发育、萌动稚嫩阶段；成为成熟，即万物形质要素毕具，功能作用稳定。

河图生成数的要义是对万物生长化育到成熟的过程界定。河图生数描述的是，处于自然炁化影响下，万物的生长发育由无到有、由小到大动态变化过程；成数的描述则是对万物具备了固定模式的概括。故《素问·天元纪大论》曰：“神在天为风，在地为木；在天为热，在地为火；在天为湿，在地为土；在天为燥，在地为金；在天为寒，在地为水。故在天为气，在地成形，形气相感，而化生万物矣。”

2. 功能性疾病系生数，器质性病变为成数

河图生成数用于中医学疾病的描述中可喻为功能性和器质性两类病变。《内经》“太过”“不及”的描述，源于河图生成数。

（1）功能性病变

王充曰：“物之变，由气。”如植物生、长、化、收、藏，皆由春之暖气、夏之热气、长夏湿气、秋之凉气、冬之寒气决定。人类疾病的发生亦然，例如七情致病。

《内经》谓：肝主怒，怒伤肝（怒则气上行，导致血压升高）；心主

喜，喜伤心（喜则气行缓，缓则气散，如范进因喜极而疯）；脾主思，思伤脾（思则气结而不运行，导致脾不运化，如《西厢记》张君瑞相思病的发生）；肺主悲，悲伤肺（悲则气消，过悲气绝身亡）；肾主恐，恐伤肾（恐惧害怕的人气往下行，导致二便失禁）……皆因于气之升浮降沉不当而病。绝非脏腑组织器质病变，只需调气即可治愈。此即针灸、推拿、导引诸术可以治病的理论基础。

（2）器质性病变

中医基础理论：气为血之帅，血为气之母。气为功能，推动血液运行；血为载体，承载营养物质。气之运行异常，可致血之运行异常，终至脏腑器质性病变发生。

（3）河图生成数喻运气变化之太过、不及

《六元正纪大论》曰："运太过则其至先，运不及则其至后，此候之常也。""运有余，其至先（木火土金水五运太过之年，则温热寒凉之气会早来）；运不及，其至后（木火土金水五运不及之年，则温热寒凉之气将晚至），此天之道、气之常也（这是天地之间正常的气候变化规律）。""太过者其数成（木火土金水五运太过之年，为成数，主万物成熟得早），不及者其数生（木火土金水五运不及之年，为生数，主万物成熟的时间推迟），土常以生也（万物生长都离不开土，所以土始终都要用生数）。"故《黄帝内经》在论述六十甲子年气运盛衰状态，广泛运用河图生成数加以说明。例如：

甲子甲午岁　上少阴火（司天），中太宫土运，下阳明金（在泉），热化二，雨化五，燥化四，所谓正化日也；

乙丑乙未岁　上太阴土，中少商金运，下太阳水，热化寒化胜复同，所谓邪气化日也，灾七宫。湿化五，清化四，寒化六等。

《五常政大论》在木运平气之年皆用成数。如木运"敷和之纪，木德周行，阳舒阴布，五化宣平，其数八"；火运"升明之纪，正阳而治，德施周普，五化均衡，其数七"；金运"审平之纪，收而不争，杀而无犯，五化宣明，其物外坚，其数九"；水运"静顺之纪，藏而勿害，治而善下，五化咸整，其数六"。故生而勿杀，长而勿罚，化而勿制，收而勿害，藏而勿抑，是谓平气。

五运不及之气皆用生数：木运不及之"委和之纪，是谓胜生，生气不政，化气乃扬，眚于三"；火运不及之"伏明之纪，是为胜长。长气不宣，藏气反布，眚于九”；土运不及之“卑监之纪，是谓减化。化气不令，生政独彰，其眚四维”；金运不及之“从革之纪，是为折收。收气乃后，生气乃扬，眚于七”；水运不及之“涸流之纪，是为反阳，藏令不举，化气乃昌，眚于一”等，无不以河图生成之数阐释自然界变化规律和疾病发生、发展的内在关联。

二、洛书逆转随阴克

此“阴”指太阳月亮。地球自右（西）向左（东）转动，月亮逆向而行。地球自转一周须24小时，月亮绕地球一周须24小时50分，故月球每天向东偏13.10°。如果减去太阳在天球上每日向东运动59分，则每日有12.11°的差值，此即月球对于太阳的会合速度。月球以此速度赶上然后超过太阳，一周期所用时间是360°除以12.11°=29.5302日。29.5302乘以12个月=354.3672日。故太阳历一年为365天有余，太阴历每年为354天多；太阳历每月30天或31天，太阴历每月29天或30天。对于月地运行呈现天象规律，抱一子陈显微先生释《周易参同契》所解甚详：“（每太阴历月）初三日，现微明于西方庚位，应震之一阳初生，初八日，月现上弦于南方丁位，应兑之二阳；十五日，月满于东方甲位，则乾卦又纳六甲，卦备三阳；十六日一阴生，而当阴用事，月于平旦现在西方辛位以应巽卦纳辛；至二十三日于平旦见在南方丙位，应艮卦纳丙；三十日月没东方乙位，应坤卦纳乙，节尽，则又相禅与阳覆用事。”

此即古代先贤将太阴月分朔、上弦、望、下弦、晦五种天象的综述，从每月初一的朔日之月不可见，至初二、初三，月牙儿开始在西边升起，逐渐出现初八日的上弦、十五日的望（满月）、二十三日的下弦，直至二十九或三十日，月没于东方称之为晦（看不见月亮），皆逆于太阳日的东升西落，展现了太阴月亮西升东落的天象图。

“洛书”图之形成和运用晚于河图，约于商周时期出现，其奥义在于辅助河图完善宇宙间万物五行生克制化功能作用。

生而不克，泛滥成灾；克而不生，发育无由。古代先贤运用河图模式说明万物相生，又创造“八卦九宫图”的洛书，阐释万物相制之理，即景岳所谓：“生克制化之道。”

（一）洛书图解

洛书图形的数字排列为“戴九履一，左三右七，二四为肩，六八为足，五居于中，总御得失”（图 10），呈九宫格局。其数字排列十分奇妙，即横观、竖看、交叉数，凡相邻三个数之和皆为十五，呈三五之局。其奥义为：上有天之五行炁下降，下有地之五行炁上升，中为万物生成之五行炁。正合《内经》“天气下降，地气上升，气交之中，人之居也，万物由之”之旨。

洛书仍用河图数，根据河图，四九为金，一六为水，三八为木，二七为火，五十为土之旨，洛书之上四九为肺金，下一六为肾水，左三八为肝木，右二七为心火，中五为土。洛书要旨在于逆转而成五行相克之势。即变化为：

右二七火，向上克四九肺金；

四九肺金，向左下克三八肝木；

三八肝木，向右克中五脾土；

中五脾土。向下克一六肾水；

一六肾水，向右上克二七心火。

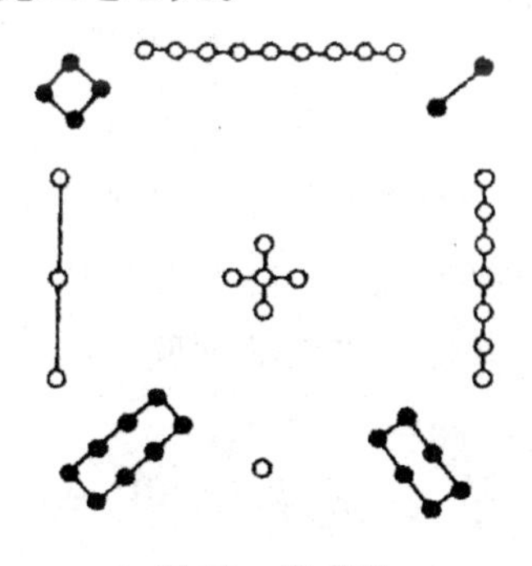

图 10　洛书图

三、河图、洛书示五行生克规律

《易》云，一阴一阳之谓道。此阳指太阳日，阴指太阴月。河图展现的是太阳日的万物归类于五行炁相生的促进规律；洛书展现的是太阴月的万物归属五行逆转相克的制约现象。

河图理论形成于远古的伏羲年代，伏羲氏则之以画八卦，后人称之为先天八卦或伏羲八卦。其精髓体现在 64 卦圆形天象图，以二进制数理模式阐释太阳南北回归运动产生的阴阳消长变化规律，及五行万物生死盛衰的根源。

洛书理论晚于河图，形成于商周时代，周文王则之以画后天八卦，也称文王八卦。其要义在于相对于太阳日的顺序而生万物，展示了太阴月逆向而成万物的真谛。所以后人称先天八卦为体，后天八卦为用。正如孔子描述后天八卦所说："帝出乎震，齐乎巽，相见乎离，致疫乎坤，悦言乎兑，战乎乾，劳乎坎，成言乎艮。万物出乎震，震，东方也；齐乎巽，巽，东南也。齐也者，言万物之洁齐也。离也者，明也，万物皆可见，南方之卦也。圣人南面而听天下，向明而治，盖取此也。坤也者，地也。万物皆致养焉，故曰致疫乎坤。兑，正秋也，万物之所说也，故曰说言乎兑。战乎乾，乾，西北之卦也。劳卦也，万物之所归也，故曰劳乎坎。艮，东北之卦也，万物之所成终成始也，故曰成言乎兑。"故景岳谓：后天八卦，所以明气候之详。

反向思维可知：河图理论形成于太阳日顺序生万物之理，洛书理论形成于太阴月逆向成万物之道。日月一阳一阴、一热一寒、一散一收的自然功能，产生了寒则气聚成物，热则物散为气自然现象，才是自然万物形成的真谛。

《参同契》疏曰：坎为月，离为日，故曰：坎戊月精，离已日光，日月二字和为"易"字。故曰推类结字，是皆原理为证而非虚造言论也。无崖子曰：魂神本无体，寓物方现身；魄精皆阴体，金水各藏脏。木魂或可见，火神未可寻。金魄痰汽恍，水精随欲现。

第三节　五行炁化生万物

众所周知，世界万物是在炁的作用下变化生成的，没有炁就没有世界上的一切生物。阴阳五行理论的真谛，其实就是指天上的太阳（日）、太阴（月）这两个阴阳的本源之气，衍生出木气升、火气浮、土为中枢主运行、金气降、水气沉之五炁，以揭示自然万物在炁化过程中相互生克制化，从无到有的生成递变规律。无崖子曰：升浮降沉之功，莫不随阳而变。

《黄帝阴符经》曰："日月有数，大小有定，圣功生焉，神明出焉！"即明言日月运行有规律，大小月分有定数，产生万物的"圣功""神明"才能够出现。李荃疏《黄帝阴符经》时释曰："天地者，阴阳也。阴阳二字泊乎五行，共成其七。此外更改于物，则何惑之甚也。"又曰："言天地万物胎卵湿化，百谷草木悉承此七炁而生长，从无形至于有形，潜生覆育以成其体。”更有“天地则阴阳之二炁，炁中有子，名曰五行，五行者，天地阴阳之用也，万物从而生焉！万物则五行之子也。故使人观天地阴阳之道，执天五炁而行，则兴废可知，生死可查”。

是以《难经·八难》曰：“气者，人之根本也，根绝则茎叶枯矣。”《庄子·知北游》曰：“人之生，气之聚也，聚则为生，散则为死。”《素问·天元纪大论》曰：“在天为气，在地成形。形气相感而化生万物。”《宝命全形论》曰：“人生于地，悬命于天（之气也，天食人五气，无气，人焉能生存，故悬命于天），天地合气，命之曰人。”故万物生化消亡，悉由炁之聚散离合，气聚为液为物为有，气散为气为象为无，百谷草木之生长化收藏，胎卵湿化之生长壮老死悉由之。故朱熹说“天地之间，一气而已”。

上下之位，气交之中，人之居也。故曰：天枢之上，天气主之；天枢之下，地气主之；气交之分，人气从之，万物由之，此之谓也。

《宝命全形论》：“天覆地载，万物悉备，莫贵于人。人以天地之气生，四时之法成。”注曰：“万物生化，悉由合散也”。即万物生成与化灭，全取决于气的聚合与流散。气凝聚则生成物质的形体，物质的形体溃败则分散而成为“气”。

道者，亦具感应之义。五行之气相互感应，人体气血运行与天地之气运行相互感应。看得见，听得到，抓得住的阴阳“炁化作用”，体现在“夫抚掌成声，沃火生沸，物之交合，象出其间，万类交合，亦如是矣”。万物接收气的化育作用，处于永恒的动变之中，如同一植物的生长化收藏，同一躯体的生长壮老死之变化，皆体现了天地之气聚合、流散规律。渐变曰化，化速、化极曰变。故天覆地载，冲炁暗兹，即造就有型物质，亦即无无生有。故气敷布则生殖繁育，气终止则杀灭万物。“故器者，生化之宇（上下四方空间），器散则分之，生化息矣”。

出入升降：“出入谓喘息也，升降谓气化也。夫毛、羽、裸、鳞、介及飞走跂行，皆生气根于身中，以神为动静之主故曰神机也。然金玉土石熔岩草木皆生气根于外，假气以成立主持也”；“故非出入，则无以生长壮老已；非升降则无以生长化收藏”；“出入废，则神机化灭；升降已则气立孤危”（出入谓喘息，升降谓化气）。动物，生气根于内者，以精、神为动静主宰，故称神机，其要在气之出入喘息；植物，生气根于外者，假气以成立支撑，故称气立，其要在气之升降化变。夫窍横者，皆有出入去来之气；窍竖者，皆有阴阳升降之气。夫阳升则井寒，阴升则井暖。

河图生成数要义，即五行炁质关联——互生互换。物质分散为单质之炁象，即河图之生数；单质凝聚成复合之形体，即河图之成数。故五行炁象源于河图生数，五行物质源于河图成数。炁象与物质，两者互生互换，互为标本，循环不已，生生不息，为万物生死盛衰之本。

第四节 五行炁生克乘侮

五行生克乘侮是五行学说的重要组成部分。然而流行于世的五行生克，皆以木火土金水五种物质说理。如阐述五行相生：以钻木取火即木生火；木燃烧后成灰即火生土；金属来自土中即土生金；金熔化为水或金属做锹掘土出水即金生水；栽树需水浇即水生木。阐述五行相克：以水浇灭火即水克火；火可熔金即火克金；金属制作刀斧伐木即金克木；栽树木可制土不流失即木克土；水来土掩，土坝可制水即土克水。这些以五行物质为基础对五行生克的解释，牵强附会，几近儿戏。

其实五行生克乘侮，讲的都是“五行炁”的概念，如木炁升、火炁浮、土炁运化、金炁降、水炁藏等，并非木火土金水五种物质的变化。其中五行生克，是自然界为维护五行之间相对平衡而产生的相互促进、制约等正常的功能作用；五行乘侮，是五行间盛衰差距大，出现恃强凌弱的异常状态。五行之理，有生有克。其相生相克，皆以炁而不以质也，成质则不能生克矣。

一、五行生克

五行之间存在着相生相克的关系和规律。没有相生就没有事物的发生、成长。没有相克就没有对事物的制约、调节。故没有生克就不能维持事物在发展和变化中的平衡与协调。任何事物内部及事物与事物之间都存在着互为其根的不可分割的生克关系。并且，生中有克，克中有生，互为因果，相反相成互相为用，推动和维持事物的正常发生、发展和变化。

相生：是指一行（炁）对另一行（炁）有促进、助长、资生作用。

相克：是指一行（炁）对另一行（炁）有制约、抑制、调节作用。

它们之间存在着生我、我生；克我、我克的四种关系。

相生：为“母子”关系，即生我者为母；我生者为子。

相克：我克者为“所胜”；克我者为“所不胜”。

生克之道，皆以五行之炁而不以五行之质，皆循太阳南北回归运动形成春、夏、长夏、秋、冬五季气候为相生之序的特点。

（一）五行（炁）相生

相生者，促其成行之意。

综观天地之位，北寒南热，东温西凉。年以冬至为准，日以子时为界，阳升于东，则温气成春，日升于南，则热气成夏；年以夏至为准，日以午时为界，阴降于西，则凉气成秋，阴降于北，则寒气成冬。春之温生夏之热，夏之热生秋之凉，秋之凉生冬之寒，冬之寒生春之温。

土指地球，为春木夏火秋金冬水四季之母，而生温热凉寒四象。火生土，是把长夏季节寄放在六月火热特盛时令，六月湿盛，湿为土气之故。其实水火交蒸，则生湿气。六月之时，火在土上，水在土下寒热相逼，故而湿动，湿为水火之中气。又因五行方位，金位西、水位北、木位东、火位南、土寄位于西南，南热而西凉，故顺天之序曰火生土、土生金、金生水、水生木、木生火。

木生火者，即木炁生火炁。冬天日离地球，寒束地表，地下阳热之气封藏而不出。春至日回，融化冰雪，地下阳热之气升腾而出，此谓木炁升。日继北回，阳热续增，阳气大盛，充盈地表，浮化万物，谓之木生火。

火生土者，即火炁生土炁。六月暑夏，日照当头。热气蒸腾，水化为汽，地表湿气氤氲，飞土成泥，是谓火生土。

土生金者，即土炁生金炁。夏至节后，日渐南归，地表转凉，寒令气敛，湿气化露，空气干燥，万物收敛，谓之土生金。

金生水者，即金炁生水炁。秋季天凉，敛汽为露，露为水化，谓之金生水。又因秋金凉寒，固阳热于地下，令水不寒，亦为金生水。

水生木者，即水炁生木炁。地下水中寓热，地表寒气封敛，寒为水气，固护阳热，勿令外泄，以为春来木炁升腾之本，故曰水生木。

（二）五行相克

相克者，制其太过也。

木性发散，敛之以金炁，则木不过散，谓之金克木；

火性升炎，伏之以水炁，则火不过炎，谓之水克火；

土性濡湿，疏之以木炁，则土不过湿，谓之木克土；
金性收敛，温之以火炁，则金不过收，谓之火克金；
水性降润，渗之以土炁，则水不过润，谓之土克水。
皆气化自然之妙。

二、五行乘侮

乘，为相克太过；侮，为反克、反侮。皆五行之间的病态关系。

（一）五行相乘

相克太过曰乘。以下两种情况均可发生：一、被克者正常平气，克者太盛；二、克者平气正常，而被克者太弱。皆可导致相互之间制约太过而生病态。简述于下。

金乘木：即金炁乘木炁。正常情况下，金以肃降收敛之气制约木之升发太过之弊，谓之金克木。今金炁敛降功能太强，克压木炁郁遏难伸，甚或使其完全丧失升发功能，即为金乘木。

木乘土：即木炁乘土炁。正常情况下，木炁升腾摇动助土炁运动变化，生发万物，谓之木克土。若木炁生发太过，耗竭地下阳气，则土炁衰败，虽为万物之母，亦无生养万物之能，即为木乘土。

土乘水：即土炁乘水炁。正常情况下，土炁固摄水之阳炁，令不外泄以供木炁生发之需，谓之土克水。若土炁运转太盛，则耗散水炁，令其亏损，封藏失职，万物失水润养，生发衰矣，即为土乘水。

水乘火：即水炁乘火炁。正常情况下，火性炎上，水性敛藏，以成水火互济之势，令万物繁茂，谓之水克火。若水寒之炁太盛，敛遏火炁，使不升浮，万物被寒气敛凝，长势衰矣，即为水乘火。

火乘金：即火炁乘金炁。金性敛降，需赖火炁煊通，勿令下降太过。若火炁太盛，强火胁金升浮炫散，不能敛降，打乱了木升金降的气机运行，即为火乘金。

（二）五行相侮

侮者，反侮也。如父克子，本为教化训导，令子成才。子强势不服父教，反克其父，谓之反侮。简介如下。

木侮金：即木炁反侮金炁。金敛降之气本制约木升发之气，今因木升发之气太强，反制金气，令其敛降不能，即为木侮金。

金侮火：即金炁反侮火炁。火炁煊通，令金气宣降协调有度。若金炁肃降太过，则制约火炁煊通之能，谓之金侮火。

火侮水：即火炁反侮水炁。水炁沉寂，令火炁煊通有度。若水寒太盛，制约火气毋使升浮透达长养万物。谓之火侮水。

水侮土：即水炁反侮土炁。土炁运化本助水炁封藏固摄，以滋养万物。若水炁隆盛，阴寒凝涩累及于土，则土运失司，谓之水侮土。

土侮木：即土炁反侮木炁。木炁生发本助土炁运化。若土炁壅滞，则遏制木炁之升，令万物生机衰败，谓之土侮木。

三、五行生克制化

1. 五行喜生忌生

根据五行生克太过、不及，导致势力对比悬殊，会产生五行喜生忌生、喜克忌克的异常关系。

（1）母强喜子泄

强土喜金泄；强金喜水泄；强水喜木泄；强木喜火泄；强火喜土泄。

（2）子弱喜母助

弱土喜火生；弱火喜木生；弱木喜水生；弱水喜金生；弱金喜土生。

（3）母弱惧子泄

土弱金多，土易陷；金弱水多，金易沉；水弱木多，水易涸；木弱火多，木易焚；火弱土多，火易熄。

2. 五行喜克忌克

（1）淫盛喜被克

土旺得木，方能疏通；木旺得金，方成栋梁；金旺得火，方成器皿。火旺得水，方能相济；水旺得土，方成池沼。

（2）己弱惧克

土弱逢木，必为倾陷；木弱逢金，必为砍折；金弱遇火，必见消融；火弱遇水，必为熄灭；水弱逢土，必为淤塞。

五行关系，只知正常生克，不知异常反生反克，就不能完美地运用五行之理，预防、判断、治疗疾病。

3. 五行不生的情况

（1）土不生金

燥土不生金，戊、未皆为阳燥土不能生金反脆金，因土中含火；辰、丑为阴土生金，土太多时金疲土埋无法得生。

（2）金不生水

弱金不能生水，金太弱时自顾不暇，无法生水。

金不能生冷固之水，若在冬季，金寒水冷，则不生水。

（3）水不生木

木弱无根，见水易飘，不受水生。

寒水不能生木，冬水气寒，木冻难生，要有温暖方生。

（4）木不生火

湿木不能生火。

4. 五行不克的情况

五行势力对比反常，太过、不及明显，导致当克不克，甚至反侮。

（1）土不能克水

水旺土弱——水大土崩，水多土流。

湿土不克水——土中含水如泥巴。

金多或金介于水土之间，土贪生金而忘克水。

（2）水不能克火

火旺水弱，反有激旺火势。

木多或木介于火水之间，水贪生木而忘克火。

（3）火不能克金

土多或土介于火金之间，火贪生土而忘克金。

（4）金不能克木

水多或水介于金木之间，金贪生水而忘克木。

（5）木不能克土

木虚土燥干顽（固），如同窑烧坚土，木不能克。

火多或火介于木土之间，木贪生火而忘克土。

5. 五行生克异常关系

金旺得火，方成器皿。火旺得水，方成相济。水旺得土，方成池沼。土旺得木，方能疏通。木旺得金，方成栋梁。

金赖土生，土多金埋。土赖火生，火多土焦。火赖木生，木多火炽。木赖水生，水多木漂。水赖金生，金多水浊。

金能生水，水多金沈。水能生木，木盛水缩。木能生火，火多木焚。火能生土，土多火晦。土能生金，金多土变。

金能克木，木坚金缺。木能克土，土重木折。土能克水，水多土流。水能克火，火炎水热。火能克金，金多火熄。

金衰遇火，必见销熔。火弱逢水，必为熄灭。水弱逢土，必为淤塞。土衰遇木，必遭倾陷。木弱逢金，必为砍折。

强金得水，方挫其锋。强水得木，方泄其势。强木得火，方化其顽。强火得土，方止其焰。强土得金，方制其害。

附：《类经图翼·五行统论》（张景岳《类经附翼》参考之）。

“五行者，水火木金土也。五行即阴阳之质，阴阳即五行之气，气非质不立，质非气不行。行也者，所以行阴阳之气也。朱子曰：五行质具于地而气行于天。其实元初，只一太极，一分为二，二分为四。天得一个四，地得一个四，又各有一个太极行乎其中，便是两其五行而已。故河图洛书具阴阳之象，分左右中前后以列五行生成之数焉。先儒曰：天地者，阴阳对待之定体；一二三四五六七八九十者，阴阳流行之次序。对待非流行不能变化，流行非对待不能自行，此五行所以流行于天地中而为用也。故大挠察天地之阴阳，立十干十二支以着日月之象。十干以应日，天之五行也，甲阳乙阴为木，丙阳丁阴为火，戊阳己阴为土，庚阳辛阴为金，壬阳癸阴为水；十二支以应月，地之五行也，子阳亥阴曰水，午阳巳阴曰火，寅阳卯阴曰木，申阳酉阴曰金，辰戌阳丑未阴曰土。干支出而六甲成，运气分而时序定。所谓天地相临，阴阳相合，而生成之道存乎其中。

“故五行之化无乎不在，精浮于天则为五星：水曰辰星，火曰荧惑，木曰岁星，金曰太白，土曰镇星。形成于地则为五方：水位于北，火位于南，木位于东，金位于西，土位于中。其为四时：则木王于春，火王于夏，金王于秋，水王于冬，土王于四季。其为六气：则木之化风，火之化暑与热，土之化湿，金之化燥，水之化寒。其为名目：则水曰润下，火曰炎上，木曰曲直，金曰从革，土爰稼穑。其为功用：则水主润，火主燥，木主敷，金主敛，土主溽。其为形体：则水质平，火质锐，木质长，金质方，土质圜。其为赋性：则水性寒，火性热，木性温，金性清，土性蒸。其为五帝：则木曰太皞，火曰炎帝，土曰黄帝，金曰少皞，水曰颛顼。其为五神：则木曰勾芒，火曰祝融，土曰后土，金曰蓐收，水曰玄冥。其为五则：则火以应衡，水以应权，木以应规，金以应矩，土以应绳。至若五谷、五果、五畜、五音、五色、五臭、五味、五脏之类，无非属于五行也。

“又如五行气数之异，阴阳之辨，亦有所不同者。若以气言时之序，则曰木火土金水，如木当春令为阳稚，火当夏令为阳盛，金当秋令为阴稚，水当冬令为阴盛，是木火为阳，金水为阴也。若以数言生之序，则曰水火木金土，如天一生水为阳稚，天三生木为阳盛，地二生火为阴稚，地四生金为阴盛，是水木为阳，而火金为阴也。此外如洛书、乐律、刘向、班固等义，序各不同，无非变化之道，而运用之机，亦无过生克之理耳。故自其相生者言，则水以生木，木以生火，火以生土，土以生金，金以生水。自其相克者言，则水能克火，火能克金，金能克木，木能克土，土能克水。自其胜复者言，则凡有所胜，必有所败，有所败，必有所复，母之败也，子必救之。如水之太过，火受伤矣，火之子土，出而制焉；火之太过，金受伤矣，金之子水，出而制焉；金之太过，木受伤矣，木之子火，出而制焉；木之太过，土受伤矣，土之子金，出而制焉；土之太过，水受伤矣，水之子木，出而制焉。盖造化之几，不可无生，亦不可无制。无生则发育无由，无制则亢而为害。生克循环，营运不息，而天地之道，斯无穷已。第人知夫生之为生，而不知生中有克；知克之为克，而不知克中有用；知五之为五，而不知五者之中，五五二十五，而复有互藏之妙焉。所谓生中有克者，如木以生火，火胜则木乃灰烬；火以生土，土胜则火为扑灭；土以生金，金胜则土无发生；金以生水，水胜则金为沉溺；水以生木，木胜则水为壅滞。此其所以相生者，实亦有所相残也。所谓克中之用者，如火之炎炽，得水克而成既济之功；金之顽钝，得火克而成炼之器；木之曲直，得金克而成芟削之材；土之旷墁，得木克而见发生之化；水之泛滥，得土克而成堤障之用。此其所以相克者，实又所以相成也。而五常之德亦然，如木德为仁，金德为义，火德为礼，水德为智，土德为信。仁或失于柔，故以义断之；义或失于刚，故以礼节之；礼或失于拘，故以智通之；智或失于诈，故以信正之。是皆生克反用之道也。所谓五者之中有互藏者，如木之有津，木中水也；土之有泉，土中水也；金之有液，金中水也；火之熔物，火中水也。夫水为造化之原，万物之生，其初皆水，而五行之中，一无水之不可也。火之互藏，木钻之而见，金击之而见，石凿之而见；惟是水中之火，人多不知，而油能生火，酒能生火，雨大生雷，湿多成热，皆是也。且火为阳生之本，虽若无形，而实无往不在，凡属气化之物，非火不足以生，故五行之中，一无火之不可也。土之互藏，木非土不长，火非土不荣，金非土不生，水非土不蓄，万物生成，无不赖土，而五行之中，一无土之不可也。木之互藏，生于水，植于土，荣于火，成于金。凡发生之气，其化在木。即以人生而言，所衣所食皆木也，得木则生，失木则死，故曰人生于寅，寅者阳木之位也。由人而推，则凡动植之类，何非阳气？而又何非木化？此五行万物之中，一无木之不可也。金之互藏，产于山石，生诸土也；淘于河沙，隐诸水也；草有汞，木有腊，藏于木也；散可结；柔可刚，化于火也。然金之为用，坚而不毁，故易曰乾为金。夫乾象正圆，形如瓜卵，柔居于中，刚包乎外。是以天愈高而愈刚，地愈下而愈刚。故始皇起坟骊山，深入黄泉三百丈，凿之不入，烧之不毁。使非至刚之气，真金之体，乃能若是其健而营运不息乎？故凡气化之物，不得金气，无以坚强。所以皮壳在外而为捍卫者，皆得乾金之气以固其形。此五行万物之中，一无金之不可也。由此而观，则五行之理，交互无穷。故甲丙戊庚壬，天之阳干也，而交于地之子寅辰午申戌；乙丁己辛癸，天之阴干也，而交于地之丑亥酉未巳卯。天地五行挨相交配，以天之十而交于地之十二，是于五行之中，各具五行，乃成六十花甲；由六十花甲而推于天地万物，其变可胜言哉？然而变虽无穷，总不出乎阴阳；阴阳之用，总不离乎水火。所以天地之间，无往而非水火之用。欲以一言而蔽五行之理者，曰乾坤付正性于坎离，坎离为乾坤之用耳。”

孙一奎《医旨续余》：问五行金木水火土之义。

“生生子曰：夫五行者，一水、二火、三木、四金、五土，咸有所也，何以然？《素问》运气曰：水之为言润也（阴气濡润，任养万物也），火之为言化也（阳在上，阴在下，毁然盛而化生万物也），木之为言触也（阳气触动，冒地而生也），金之为言禁也（阴气始，禁止万物而揪敛），土之为言吐也（含吐万物，将生者出，将死者归，为万物家）。水生于一，《灵枢经》曰：太一者，水之尊号。一，数之始也。天地未分，万物未成之初，莫不先见于水，先地之母，后万物之源。以今验之，则草木子实未就，人虫胎卵胚胎皆水也，故天一生水。一，阳数也；子，北方水之位也。子者，阳生之初，故水曰一。地二生火；二，阴数也；午，南方火之位也。午者，阴生之初，故火曰二。天三生木；三，奇之数；木居东，东亦阳也，故木曰三。地四生金；四，偶之数；金居西，西亦阴也，故金曰四。天五生土；五者，奇之数，亦阳也；土应西南长夏，故土曰五。以上下左右合而观之，卒莫不有一定之理，而人身应之。午位居上，故火旺于午，在人以心应之，故心居上。子位居下，水旺于子，在人以肾应之，故肾居下。卯位居左，木旺于卯，在人以肝应之，故肝居左。酉位居右，金旺于酉，在人以肺应之，故肺居右。中者，土位，土居未，在人以脾胃应之，故脾胃居中。此五行不易之定位也（观五行一定之理，则火不在下部，尤可见矣）。”

第三章　五行与五脏

《灵枢·岁露》曰："人与天地相参也，与日月相应也。"故天有太阳日以光热辐射地球，太阴月亮以暗寒吸引地气，形成天地循环衍生万物；人之颅脑分两半球，传出神经布散辐射发出信息，传入神经汇聚搜集回收信息，形成人体循环，以完成人体生理功能。天有阴阳生五行，人生五脏分左肝、右肝，左心、右心，左肺、右肺，左肾、右肾等，皆具阴阳五行之意。

第一节　五炁与五藏功能

人们生活在四时五炁变化之中，也如百谷草木一样随自然变化。春夏秋冬有序运行于天地之间，无论何时，四时之炁皆时时刻刻影响着人体，故曰人与天地相参。五脏是与五行炁相互感应而生成，是以五脏归类五行。

一、五脏形成于阴阳五炁

黄元御曰：人与天地相参也。阴阳肇基（日月功能为基础），爰有祖气（逐渐形成生命基因），祖气者（又指道家玄关、祖窍），人身之太极也（日月寒热构成太极，万物皆为日月所生，故万物皆具太极循环生成之理，物物皆太极。此明指人寓太极）。祖气之内，含抱阴阳，是谓中气。中者（洛书图中间土之生数五），土也。土分戊己（阴阳两极），中气左旋，则为己土，中气右转，则为戊土。戊土为胃，己土为脾。己土上行（面南背北，左侧上行），阴升而化阳。阳升于左则为肝，升于上则为心；戊土下行（面南背北，右侧下行），阳降而化阴，阴降于右则为肺，降于下则为肾。肝属木而心属火，肺属金而肾属水，是人之五行也。

五行之中，各有阴阳，阴生五脏，阳生六腑。

肾为癸水，膀胱为壬水；心为丁火，小肠为丙火；肝为乙木，胆为甲木；肺为辛金，大肠为庚金。五行各一，而火分君相，脏有心主君火之阴，腑有三焦相火之阳。

二、五脏合五炁

无崖子曰：天生五炁聚生五行，五行精气充养五脏，五脏功能雷同五行，故五行合五脏。

木炁与肝：肝藏血濡筋，体阴用阳，主疏泄，与草木之根布地下吸收水液而使枝条柔韧，调达生发之性同，故肝与木合。

火炁与心：心主血脉，煊通布血于全身，与离火当空辐射全球同，故心与火合。

土炁与脾：脾主运化，吸收整合五脏六腑营养物质以供机体使用，与地球自转接受日月星辰能量生养万物同，故脾与土合。

金炁与肺：肺如华盖生水，主气，司呼吸，宣发肃降，与秋金露霜降，万物肃杀同，故肺与金合。

水炁与肾：肾主水，善封藏，与冬封河野，羽甲潜藏以避寒同，故肾与水合。见表4。

表4　五炁与自然界及人体的关系

自然界							五炁	人体						
角	酸	青	生	风	东	春	木炁	肝	胆	目	筋	怒	呼	泪
徵	苦	赤	长	暑	南	夏	火炁	心	小	舌	脉	喜	笑	汗
宫	甘	黄	化	湿	中	长夏	土炁	脾	胃	口	肉	思	歌	涎
商	辛	白	收	燥	西	秋	金炁	肺	大	鼻	皮	悲	哭	涕
羽	咸	黑	藏	寒	北	冬	水炁	肾	膀胱	耳	骨	恐	呻	唾

三、脏腑主气升降

日出于东而落于西，月出于西而落于东，日（阳）月（阴）二炁之升降也。春木之气温暖升腾，秋金之气凉则敛降，夏火之气煊通辐射，冬水之气寒而封藏，四时升浮降沉之气也。对应四脏，则肝木气升肺金气降，以为人体气运升降之主；肾水气升心火气降。以成水火既济心肾相交之因；脾如地球自运转兼制四方四藏，为五脏运行之枢。此即五脏精气随日月四时主气运行规律。

阴阳之道，有升有降。升中有降，降中有升。脏腑之间气机升降亦然。

（一）五脏主气升降

肝木之气温而主升，肺金之气凉而主降。为周身气机升降之本。故经云：左右者，阴阳之道路也。

火性炎上，故心火之气浮而煊通，布散血液营养全身；水性下流，故肾水之气沉而凝精，收敛浮火滋润机体。

土居中州，脾为阴土其气主升，胃为阳土其气主降。共为枢纽，总统斡旋肝木心火肺金肾水之升浮降沉四炁，各司其能，和谐共处，完成机体各种生理功能。

（二）五脏腑主气升降

木分阴阳有肝胆，足厥阴肝气升足少阳胆气降；

火分阴阳心小肠，手少阴心气降手太阳小肠升；

土分阴阳脾与胃，足太阴脾气升足阳明胃气降；

金分阴阳肺大肠，手太阴肺气降手阳明大肠升；

水分阴阳肾膀胱，足少阴肾气升足太阳膀胱降（图 11）。

手厥阴心包为心主之外围，护卫心君；

手少阳三焦为脏腑之外围，温养脏腑。

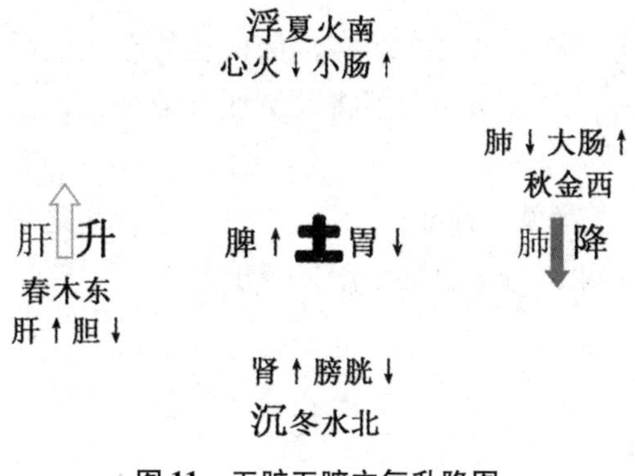

浮夏火南
心火↓小肠↑
肺↓大肠↑
秋金西
肝升　脾↑土胃↓　肺降
春木东
肝↑胆↓
肾↑膀胱↓
沉冬水北

图 11　五脏五腑主气升降图

四、五脏颅脑分阴阳

天地万物源日月，五脏颅脑分阴阳。

肝木分左肝右肝；心火分左心右心；

肺金分左肺右肺；肾水分左肾右肾。

大脑也如天之日（太阳）月（太阴）而分左右半球。唯脾主运化监制四方四藏。即《内经》所谓：脾、胃、大肠、小肠、三焦、膀胱者，仓廪之本，营之居也。名曰器，能化糟粕转味而入出者也。

五、五脏功能随五炁升、浮、降、沉

五脏主气随五季主气升浮降沉：肝木气随春气升，心火气随夏气浮，肺金气随秋气降，肾水气随冬气沉。脾土承载万物运化于中，合于四时四脏（在脏合于长夏湿气）。

其形成机理源于万物趋阳而避阴的天性，如冬寒地面冰封地下温热，即阳潜于下，万物亦随阳蛰伏地下；日北回春来临冰雪融，地下潜阳升腾，蛰虫出惊雷起，皆万物随阳起伏之道。

第二节　五脏六腑

一、心

心脏位于胸腔纵隔内，两肺之间，约三分之二在正中线左侧，三分之一在右侧。心脏外呈圆锥形，大小似本人拳头，重约200克。心脏具有阴（静脉）阳（动脉）两套水泵样结构，保证血液有效地循环全身，解剖学将之分为左心右心，左心功如太阳将动脉血布散全身，右心如太阴将静脉血收回心脏。

“心者，君主之官也，神明出焉”。又“心者，生之本，神之变也；其华在面，其充在血脉，为阳中之太阳，通于夏气”。

1. 主要生理功能

（1）主血脉

指心脏具有推动血液运行之功。

国医学将心脏喻为离卦（☲），心为离卦，两阳夹阴，阴居阳中，正是心肌外动为阳血液内藏为阴之象，煊通布散血液如日照当空，泽及万物。故《素问·六节藏象论》曰“心者……其充在血脉”，《灵枢·决气》曰“壅遏营气，令无所避，是谓脉”。

心之形体结构功能遵照日月阴阳运行规律分左心右心，其中左心布散饱含丰富氧气的新鲜血液者为阳，右心聚合富含营养物质为阴。

右心主要结构：右心房、三尖瓣、右心室。右心房连接上下腔静脉，汇聚吸入静脉血，通过三尖瓣进入右心室，右心室将静脉血通过肺动脉输入肺泡。右心再分阴阳，则以三尖瓣为界，右心室将血送入肺为布散为阳，右心房吸聚血液上升入心为阴。

左心主要结构：左心房、二尖瓣、左心室。左心房通过肺静脉吸入来自肺部的动脉血，经过二尖瓣进入左心室，左心室通过心主动脉将新鲜血液输布全身供机体使用。左心分阴阳，则以二尖瓣为界，左心室布散射出血液为阳，左心房从肺吸入血液为阴。

（2）主神志

《灵枢·本神》说“两精相搏谓之神”，《灵枢·平人绝谷》说“神者水谷之精气也”。形成于先天之精气者为元神，它受后天水谷之精气的滋养；能思虑、意识者为识神。精、气、神三者各有不同的概念，但是三者是互相关联、互相促进的，其中精是基本，气是动力，神是主导。阴阳不测之谓神。韩康伯《周易注》：“神也者，变化之极，妙万物而为言，不可以形诘者也，故曰阴阳不测。”由此可知，国学、国医之神，非指具有人格品位的上帝、鬼神等，实指天地、阴阳的交感和神奇变化而言。神，至道也，日月有数，大小有定，圣功生焉，神明出焉。神机之神：天气下降，地气上升，气交之中，生物成务，而使神生。神者，功能之谓，此五脏六腑之神。《说卦》云：“神也者，妙万物而为言者也。”

（3）与人体、自然界的关联

开窍于舌，其华在面，在液为汗，在志为喜。在天为暑热，在地为火，五方为南，五季为夏，五味为苦。“心者，生之本，神之变也，其华在面，其充在血脉。”

2. 与小肠相表里

小肠上接胃幽门，下连盲肠，盘曲于腹腔中央和下腹，可分十二指肠、空肠、回肠三部分，是消化食物和吸收营养物质的主要部分。成人小肠5~6米长，食糜在小肠存留5~8小时，小肠运动分紧张性收缩、分节运动和蠕动三种形式。“小肠者，受盛之官，化物出焉”，清浊分焉。

心气煊通下降，小肠气吸收营养而上升，两者形成太极圆运动。

3. 参考资料

心属南方火，为赤帝，八卦属离，神形如朱雀，象如倒悬莲蕊，在日为丙丁，在辰为巳午。心居胸中偏左，心包围护其外，与小肠相表里，主血脉，藏神，其华在面，开窍于舌，主汗。

心热者，色赤而脉溢，口中生疮，胸膈、肩背、两胁、两臂皆痛，心虚则心腹相引而痛，多梦见刀杖、火焰、赤衣红色之物，炉冶之事，以恍怖人。心病在脐上有动脉，按之牢，手足心热，口干舌强，忘前失后等。

气功疗法治心实热证，当练呵字诀，导水气以制火。或用拉引手法，顺心与小肠经，导邪气外出。元代丘处机《颐身集·摄生消息论》说："心有疾当用呵。呵者，出心之邪气也。"又说："安息火炽，澄和心神，外绝声色，内薄滋味。"治虚弱证当服中营之气（补子益母），或用推导手法补心神、丹田之气。

二、肺

肺位于负压的胸腔内，位高而称华盖。纵隔将其分为左、右部。肺富有弹性，内含空气，能浮于水面。左肺两叶右肺三叶，是气体与血液交换的场所。肺动脉源于右心室，接受静脉血，在肺里进行气体交换，把静脉血变为动脉血；肺静脉通于左心房，把含氧丰富的动脉血输入左心布散全身，供机体使用。

1. 主要生理功能

"肺者，相傅之官，治节出焉"。肺主气，司呼吸。肺主宣发肃降。肺主水，为水之上源。肺与人体、自然界关联：开窍于鼻，在体合皮毛，在液为涕，在志为悲。在天为燥，在地为金；五方为西，五季为秋，五味为辛。"肺者，气之本，魄之处也，其华在毛，其充在皮"。

国医学将肺喻为兑卦（☱）。两阳爻在下为阳气，一阴爻位上为阴精。一阴压两阳之象，多气少血之象。如围绕地球之大气层，一阴如表壳，内蕴两肺如日月（气水转化靠日月，气血交换靠两肺），成为万物生发或机体生长之本。

肺主气，调整血液，为水之上源，故曰金生水；肝藏血解毒生成浊毒之气，须经肺金排出，受肺制约，故曰金克木。

2. 与大肠相表里

大肠是从盲肠到肛门部分，长约1.5米，分盲肠、结肠、直肠三部分。

食物残渣在大肠可停留10个小时以上。结肠围绕小肠周围呈“门”字形，内容小肠，状如胸肺罩心之华盖。

“大肠者，传导之官，变化出焉”。

乙状结肠、直肠位于左侧肝木生发之地，故大肠气升与肺之肃降形成升降协调的太极圆运动。

不排便时，大肠的分节运动和蠕动少而缓慢，升结肠逆天上行，即气升之象。当大便时，肺气肃降下压，启动横结肠快速有力的“集团运动”，把大便推向直肠排出体外。

3. 参考资料

肺属西方金，为白帝，八卦为兑，神形如白虎，象如悬磬，在日为庚辛，在辰为申酉。肺位居胸中，上连气道，开窍于鼻，合称肺系，其经脉下络大肠，相为表里。肺主气，司呼吸，主皮毛，主肃降，宣散，通调水道，司理声音。肺病色白而毛槁，喘咳气逆，鼻不闻香臭，鼻塞，皮肤燥痒，胸背烦痛，多梦见与美人交合，或与花幡、衣甲、日月、云鹤、贵人相临等。肺病热，右颊赤；肺虚则气短，不能调息；肺燥则喉干；肺风则多汗畏风，且善暮甚。

气功疗法治肺实热证，宜练呬字诀、吹字诀；发气用推拉导手法，导邪气顺肺及大肠经而出。元代丘处机《颐身集·摄生消息论》说：“肺有痰，用呬以抽之。无故而呬，不祥也。”肺虚证，练功和外气治疗都应补脾（补母）益肺，导气归于肺之源。

三、肝

肝在右胁下，其气化在左，肝脏是人体最大的消化腺和代谢器官。肝大部分位于右季肋区和上腹部，小部分位于左季肋区，其下界右侧与肋弓一致，正常时不易触及。肝分左右两叶，左叶小而薄，右叶大而厚，肝气如日之运行，左升右降而位落于右上腹。肝藏血体阴而用阳，是人体最大的腺体，存在着丰富的酶，是糖、脂肪、蛋白质三大物质代谢转化、分解、排泄的重要场所。进入肝脏的血管有肝动脉、门静脉，门静脉运来消化道吸收的各种物质，肝动脉带来氧气和其他组织产生的代谢物质供肝细胞加工、改造和利用。输出肝脏的血管是肝静脉，通过下腔静脉进入右心。肝是新陈代谢中同化（合成作用）、异化（分解）作用暨中间代谢的重要场所。

1. 主要生理功能

“肝者，将军之官，谋虑出焉”。肝主疏泄，调节情志。肝藏血，体阴用阳。肝与人体、自然界关联：开窍于目，在体合筋，其液为泪，在志为怒。在天为风，在地为木；五方为东，五季为春，五味为酸。“肝者，罢极之本，魂之居也。其华在爪，其充在筋，以生血气”。

肝藏血体阴用阳，在卦为震（☳），两阴压阳，待机升腾，为多血少气之脏，雷霆万钧之象，故体阴而用阳。门静脉收集消化道营养处理后的血液经下腔静脉上交于右心，即木生火。胆汁下流入肠制约消化，即木克土。

2. 与胆相表里

“胆者，中正之官，决断出焉。”

胆囊位于肝脏下面胆囊窝内，呈梨状，容量40～60毫升，为清净之府，主要功能是储存和浓缩胆汁，正常成人每日分泌胆汁0.5～1升。当食糜进入十二指肠后，引起胆囊收缩，奥迪氏括约肌开放，胆汁进入肠腔。胆汁不含消化酶，主要成分是胆盐、胆色素、胆固醇、卵磷脂及水，主要功能是对脂肪的消化吸收。

肝气升胆气降，两者形成太极圆运动。

3. 参考资料

肝胆属木，肝为青帝，八卦属震，神形如青龙，象如悬匏，在日为甲乙，辰为寅卯。肝在右胁下，其气化在左，藏魂，其经脉布于两胁，其华在爪，主疏泄，开窍于目（左目为甲，右目为乙），胆为肝之腑，互为表里。

肝病者，目夺而胁下痛引小腹，令人喜怒。肝热者，左颊赤；肝虚则恐而寒；阴气盛，多梦见山林、树木之类；肝气逆，则头痛、耳聋、颊肿。肝病出现脐左侧有动气，按之硬，胁痛支满，转筋，昏昏欲睡，视物不明，胬肉攀睛等症。

在气功疗法中，肝虚寒证应练吸青气与补肾（补母益子）之功法，肝实热证当练嘘字诀与呵字诀（泻子制母）。元代丘处机《颐身集·摄生消息论》说：“治肝病当用嘘为泻，吸为补。”如肝气逆乱胁痛、满闷、拘急等，当用外气导引，导气归于肝之源。

四、肾

肾位于腹后壁左右各一。左肾相当 $T_{11} \sim L_2$ 的高度，右肾约低于左肾一个椎体。肾过滤血液，生成尿，是人体最大的排毒器官。肾血供源于肾动脉，每分钟血流量约 1300 毫升，占全身血流量的 1/5。出肾血液通过下腔静脉直接回流到心脏。

1. 主要生理功能

“肾者，作强之官，技巧出焉”。肾主封藏，主藏精，主生殖。肾主水，主骨生髓。肾与人体、自然界关联：开窍于耳，其华在发，在液为唾，在志为恐。在天为寒，在地为水；五方为北，五季为冬，五味为咸。“其华在发，其充在骨”。

肾之解剖，两肾位左右为阴，生殖器居中为阳正是坎卦（☵）之象。肾解毒生尿为肝分忧即水生木。肾滤血调津治理血液，即水克火。

2. 与膀胱相表里

“膀胱者，州都之官，津液藏焉，气化则能出矣”。

膀胱位于盆腔，是储尿器官。成人膀胱容量 350～500 毫升。

肾气升，膀胱气降。两者形成太极圆运动。肾小球之入球小动脉径粗，出球小动脉径细，将血液之精华直接回流入心，肾小管对原尿的再吸收功能皆肾气上升之象。终尿循输尿管下行储于膀胱，待机而出即膀胱气下降之证。

3. 参考资料

肾为北方水，为黑帝，生对脐，附腰脊，色如缟映紫，八卦属坎，在日为壬癸，在辰为亥子。肾主藏精，与膀胱互为表里，主骨生髓，通于脑，主水液，主命门火，主纳气开窍于耳，司二阴。肾有病，色黑而齿槁，腹大体重，喘咳汗出，脐下有动气，按之牢。肾热者，颐赤；肾虚则腰中痛。肾风之状，颈多汗恶风，膈寒不通，在形黑瘦。

肾气沉滞，属实证者，当用吹字诀，以疏通肾气。虚证当吸气入肾腰之中以补肾。元代丘处机《颐身集·摄生消息论》说：“肾有疾，当吹以泻之，吸以补之。其气智，肾气沉滞，宜重吹则渐通也。”命门火衰者，当用推旋手法发放外气于丹田、命门，以益其气，补命门之火。

水生于一，《灵枢经》曰：“太一者，水之尊号。”一，数之始也。万物未成之初，莫不先见于水。先地之母，后万物之源。以今验之，则草木子实未就，人虫胎卵胚胎皆水也，故天一生水。

五、脾

脾脏位于左季肋部，在9~11肋之间，其长轴与第十肋一致，正常时肋弓下不易触及。重110~200克。现代医学认为：脾有造血、滤血、产生抗体作用。

中医学之脾藏非指现代西医解剖学之脾，实为对消化吸收系统功能的概括总结。与所有脏腑功能皆有关联，故《内经》曰：“脾，胃、大肠、小肠、三焦、膀胱者，仓廪之本，营之居也，名曰器，能化糟粕转味而入出者也。”说明脾为六腑功能的总称，率领胃、大肠、小肠、三焦（包含胆）、膀胱共同完成人体消化吸收功能。

1. 主要生理功能

“脾胃者，仓廪之官，五味出焉”。脾主运化水谷、水湿。脾统血，主升清，主肌肉、四肢。脾与人体、自然界关联：脾开窍于口，其华在唇四白，其充在肌，在液为涎，在志为思。在天为湿，在地为土；五方为中央，五季为长夏，五味为甘。

脾在易为坤（☷）卦，在五行属中土，主运化，若地球之自转，以接收日月星辰等天体能量，形成四时八节、春夏秋冬、寒热温凉、白昼黑夜以生养万物，故《内经》曰：“脾者土也，治中央常以四时长四脏。”且五行互藏互存，莫不赖土以生。夫土者，五行之中气也，分旺于四时，而定位于长夏故有土居其中，则温其水而生木，干其木而生火，凝其土于火而生金，融其金于土而生水。有土居其中，则金护土而不克木，木畏金而不克土，火顺土而不克金，是故相生固生，相克亦生。又《类经图翼》所说：“木非土不长，火非土不荣，金非土不生，水非土不畜，万物生成，无不赖土，而五行之中，一无土之不可也。”

经曰：饮食入胃，游溢精气，上输于脾，脾气散精，上归于肺，通调水道，下输膀胱，水经四布，五经并行，揆度以为常也。供给全身使用的动脉血，其形成除吸收自然界清气之外，尤赖于脾对营养物质的吸收，然后“上归于肺”的功能作用，即土生金。脾主水谷运化，胃纳水谷，故制约肾之代谢功能即土克水。

2. 与胃为表里

胃主受纳，腐熟水谷。

胃是消化管最宽大部分，位于左季肋部，小部分位于上腹部。充盈时可达脐下。胃分上下两口（贲门与幽门），贲门向上与食管相连，幽门向下与十二指肠球部相接。

脾气升胃气降，两者形成阴阳升降之太极圆运动。

经云：脾主升清，胃主降浊。脾不升清，则生飧泻；胃不降浊，则生撑胀。

胰腺为长条形，在胃后方。横于腹后壁，L_1 ~ L_2 高度。分头、体、尾三部。由内分泌、外分泌两部分混合组成。导管直通十二指肠。

3. 参考资料

脾胃属土，在八卦属坤艮，形如刀镰，在日为戊己，在辰为丑辰未戌。脾与胃以膜相连，其主要功能是主运化，主升，主统血，主四肢肌肉，其华在唇，开窍于口，其特性是喜燥恶湿。如脾胃运化功能失常，可出现食少、腹胀、便溏，或水肿、痰饮等症。脾虚下陷，可出现少气懒言、久泻、脱肛、胃下垂、子宫下垂等症。脾虚不统血，可见便血、崩漏或皮下出血等。

在气功疗法中，脾虚水谷不化当练呼字诀。元代丘处机《颐身集·摄生消息论》说："治脾用呼字导引……能去脾家积聚邪毒气，又能消食。"若中气不足，当向中脘、黄庭发放外气，以补其气；脾实热证，当用拉引手法顺脾经、胃经导引，能除脾胃邪气。

第三节　五形人反映人体先天属性

《灵枢·阴阳二十五人》曰："天地之间，六合之内，不离于五。人亦应之。""先立五行金木水火土，别其五色，异其五形之人。"

古代先哲将天地人和万事万物均纳入"阴阳五行"模式的框架，从而发现相互作用关系，以及系统性、互动性、全息性等特点。在古代医学领域，人体先天属性也依照"阴阳五行"的原则被分为五种类型。简述于下。

一、木形人

性格和体型特征：抑郁、压力大、情绪压抑（如白领人群），木型人性格有两面性，高亢时情感丰富，低落时容易抑郁。喜欢抱怨自己身体差，很敏感，心眼小，肤色偏青。体型修长，有艺术家的气质。手型特征为笔直且修长，掌面微青，手上有血瘀的现象，（女性）手掌上青筋会比较多。

季节和方位：对应的季节为春季，对应的方位为东方。

脏腑：对应的脏腑是肝胆，易患肝胆和情志方面的疾病，如肝炎、胆囊炎、抑郁症、更年期综合征、神经衰弱等。

二、火形人

性格和体型特征：热情爽朗、嗓门大、好冲动、敢冒险、有决心，多为实干家，容易有虎头蛇尾的毛病。有燃尽性综合征，青年时工作特别卖力，退休后适应不了。肤色偏红。手呈倒三角形，手结实有力，掌色发红。

季节和方位：对应的季节为夏季，对应的方位为南方。

脏腑：对应的脏腑是心和小肠，易患心脑血管疾病和泌尿系统感染，如脑血栓、脑出血、尿频、尿急、尿痛等。

三、土形人

性格和体型特征：开朗、对人宽容、理解人、易与人相处，偏于慵懒。痰多，易肥胖，肤色偏黄。手型特征为手胖而圆润、肥厚，掌色微黄。

季节和方位：对应的季节为长夏季，对应的方位为中央。

脏腑：对应的脏腑是脾胃，易患脾胃病和代谢性疾病，如糖尿病、肥胖、三高等。

四、金形人

性格和体型特征：冷酷、执着、有耐心，刚强不屈。不是很胖，但是骨骼架子大，肤色偏白。手呈方块形，有棱角，手掌白，手上的肉结实。

季节和方位：对应的季节为秋季，对应的方位为西方。

脏腑：对应的脏腑是肺和大肠，易患疾病如感冒、咳嗽、气喘、便秘、腹泻等。

五、水形人

性格和体型特征：沉静、缺乏自信、害羞、思想隐藏而不露。肥胖的少，肤色偏黑。手型特征呈三角形，手指很尖，手掌柔软无力。

季节和方位：对应的季节为冬季，对应的方位为北方。

脏腑：对应的脏腑肾与膀胱，易患泌尿生殖系统和骨关节疾病，如肾炎、阳痿、早泄、骨质疏松等。

第四章 五行与干支

第一节 干支概论

混沌初分，而有阴阳。清气上升为天，浊阴下降为地，故而天干为轻清之气，其气纯而易分，地支为重浊之气，其气杂而难辨。天干禀五行之正气，气之强度较弱，依乎地支而存；地支统领四时八方，载五行之衰旺生死。《渊海子平》载：“……黄帝于是斋戒筑坛祭天，方丘礼地。天乃降十干十二支。帝乃将十干圆布，象天形；十二支方布，象地形。始以干为天，支为地，合光仰职门放之，然后乃能治也。”《五行大义》说大挠“采五行之情，占斗机所建，始作甲乙以名日，谓之干，作子丑以名月，谓之支。有事于天则用日，有事于地则用月，阴阳之别，故有支干名也”。

概括论之，天干可代表天气运行的十种属性，地支可代表地气运行的十二种属性。

天干、地支概念的形成，系古代先贤对日、月、地三者规律运动，引发地球万物阶段性变化的高度概括。干者，犹树之干；支者，犹树之根支。

1. 十天干解

干者，犹树之干；天干者，犹天之骨干，即甲乙丙丁戊己庚辛壬癸十个字叫天干。天干，是对太阳（日）南北回归运动，引发地球上百谷草木等植物动态变化之象的描述。五天一候，两候一旬，五炁阴阳之数，合为十天干，实为五炁周流、万物变化之最基本节点（亦即物候变化的最小功能单位）。概述于下。

（1）一年分十等分的探讨

彝族现在仍在使用的十月历，是根据太阳运动定冬夏，北斗柄指定寒暑。以夏至和冬至将一回归年分为阳、阴两个半年：从冬至到夏至为阳年（太极图之阳鱼），从夏至到冬至为阴年（太极图之阴鱼）。这种历法将一年分为十个月，划分为五季，用木、火、土、铜、水，分别配以“公母”纪月（奇数为公，偶数为母。木春、火夏、夏秋之交土、铜秋、水冬）；并以十二支顺序纪日，即每个月36天，十个月360天终了，另加5或6日为“过年日”。平年5天，闰年6天。这种历法与月亮没有直接关系，其历史悠久，在万年以上。据陈久金先生考证：彝族十月历就是4000多年前，中华民族曾经使用过的十月历（《陈久金集论夏小正是十月太阳历》），可能与十天干的划分有关，有待探讨。

甲：甲犹铠甲也，喻万物破甲而出焉；甲者拆也，犹物剖符而出；又草木破土而萌，阳在内被阴包裹也。按：日北行冬去春来，化冰封潜阳升腾，百谷籽破荚出土。故无崖子曰：甲者，荚也。

乙：乙者，轧（芽）也，喻草木初生，抽轧（芽）而出，枝叶柔软屈曲伸长之义。

丙：丙者，炳也。日继北行，时值初夏，赫赫阳日，炎炎火光，万物著而可见，炳燃而盛，茁壮成长之貌。

丁：丁者，丁壮，强壮之义，喻万物成长壮实，如人已成丁。

戊：戊者，茂也，喻大地万物繁茂。

己：己者，起、记、纪之义。时至长夏，天地蒸腾汽化，喻万物抑屈而起，已成形体，可以纪实记识矣。

庚：庚者，更也。言夏至节后，日已南行，夏去秋至，季节更换，阴生阳衰，金气肃降，万物宿敛，谷果成熟，秋收以待来春。

辛：辛者，新也。言万物肃然更改，秀然新成。物成而后有新味，万物初新皆收成。

壬：壬者，任、妊也。秋去冬来，寒封坤土，阳潜地中，任养万物于下，犹万物怀妊。《素问运气论奥》：“壬乃阳即受胎，阴妊之。壬而为胎，与子同意。”

癸：癸者，揆度也。癸位深冬，冰封河野，万物闭藏，怀妊地下，癸然萌芽，运筹新生。《素问运气论奥》：“癸者，揆也，天令至此，万物闭藏，怀妊于其下，揆然萌芽。”

天干，寓意为太阳南北回归运动引发地面百谷草木随四时寒热温凉变化，进而分为十个不同的物候变化阶段，因其变化源于天上太阳，故曰天干。因日为太阳，故史书《世本》载：大挠“始作甲乙以名日，谓之干”。

2. 十二地支解

支者，支也，犹树之根支撑于地下也。

地支概念的形成，既有太阳南北回归运动一周为一年的含义。又因一回归年，月行十二次，故称十二月；每月两节气，又为二十四节气。冬至节始，日北回而有十一子月、十二丑月、一寅月、二卯月、三辰月、四巳月共六个月；夏至节始，日南行故有五午月、六未月、七申月、八酉月、九戌月、十亥月。故史书《世本》载：大挠“采五行之情，占斗机所建，始作甲乙以名日，谓之干；作子丑以名月，谓之支。有事于天则用日，有事于地则用月，阴阳之别，故有枝干名也”。

子：子者，兹也，孳也。时值冬至，日当北回。阳气始萌，万物兹生于地下既动之阳气。草木吸收土中水分而出，一阳萌生之际。《素问运气论奥》：“北方至阴，寒水之位，而一阳肇生之始。故阴极而阳生。壬而为胎，子之为子此十一月之辰也。”地雷复卦，冬十一月。

丑：丑者，纽也，系也，带之交结之处也。卦位艮山，阳气深伏自屈曲也。草木在土中生芽，扭曲欲出之象。二阳生，地泽临卦，冬腊月。

寅：寅者，演也，津也，移、引也。初春天寒，物芽屈曲，稍吐而伸，移出地面，迎日舒展生长。三阳生，地天泰卦，春正月。

卯：卯者，冒、茂也。春回大地，草芽冒出，万物繁盛。四阳生，雷天大壮卦，春二月。

辰：辰者，震也，伸也。阳春三月，泽天夬卦，五阳生。万物震动而长，震起而生。

巳：巳者，已也，起也。时值四月，卦为乾天，纯阳无阴，生气布已，阳生至极开始转为阴长，万物至此已毕尽而起矣。

午：午者，忤也，逆也。万物丰茂长大，六阳盛极而阴生，故为忤也。时逢五月，卦为天风姤，五阳一阴。阳转为阴，阳生之机已衰绝，阴之成长刚始，故为忤也。

未：未者，味也。时逢六月，日中则昃，阳向幽也。天山遁卦，阳四阴二，阳化气，阴成形，喻阴气增长，阳气衰减，果实成熟而有滋味。

申：申者，伸也。万物长极，形体毕具，日中则昃，物成当败。时至七月，日已南移，天地否塞，金始肃杀。

酉：酉者，老也。时至八月，日继南移，金继敛降，万物老极而熟，酿酒以贺收获。卦为四阴二阳之风地观。

戌：戌者，灭也。时值九月，万物灭尽，草木凋零，生气将绝。卦为五阴一阳之山地剥。

亥：亥者，劾也，犹阴气盛极劾杀万物也；又亥者核也，言万物收藏，犹如大地怀妊待生之象。时至十月，六爻皆阴，阳气尽藏，入坤地也。

上述已知，干支次第的先后排列不是盲目随便的，是以日地南北回归运动形成四时八节为依据，蕴含着百谷草木的生、长、化、收、藏，羽甲裸虫的生、长、壮、老、死等流变更换规律的含义在内。十天干十二地支的最小公倍数是六十，亦即十天干、十二地支相互交叉和合一次为六十之后，又开始新的轮换，此亦即六十甲子的形成。

由于天干、地支是日月运动变化的代表符号，所以六十甲子的顺序排列，就代表了日月运行在不同阶段的特性，包含有天文知识和生物生长壮收藏的意义在内，并且具有了阴阳五行、时间、空间、方位的特性，故古人用天干地支来纪年纪月、纪日、纪时。应用在医学上，把它与季节、方位、脏腑功能，治疗方法密切联系起来阐释生理病理治疗等。

时钟 60 秒为 1 分，60 分为 1 时，24 小时为 1 天。人们看时钟而知时辰变化，众人皆感简单易识。善用“五运六气”之术者，将干支甲子有序布于时钟圆形框架之上，形成“五运六气钟”，其循环变化规律雷同时钟。故熟知五运六气内涵者，仿效看时钟查时间方法，即可运用五运六气之奥，诊察五脏六腑盛衰轨迹及疾病好发部位，达到预知身体健康状态、预防疾病发生之目的。

故《素问运气论奥》曰：“天气始于甲干，地气始于子支者，乃圣人究乎阴阳重轻之用也。著名以彰其德，立号以表其事。由是甲子相合，然后成其纪。远可布于岁，而统六十年。近可推于日，而明十二时。岁运之盈虚，气令之早晏，万物生死，将今验古，咸得而知之，非特是也。将考其细，而知人未萌之祸福，明其用而审病向往之死生，则精微之义可谓大矣哉！”

第二节　十天干

天干即甲、乙、丙、丁、戊、己、庚、辛、壬、癸。

一、天干五行属性

春季东方甲乙木；夏季南方丙丁火；长夏中央戊己土；秋季西方庚辛金；冬季北方壬癸水。

甲阳乙阴木，丙阳丁阴火，戊阳己阴土，庚阳辛阴金，壬阳癸阴水。

二、十天干类象

甲（阳木）象：其形为“直”。

自然：雷、树、林、木，栋梁、首领、神位、衙门。

人体：头、面、发、眉、臂、肢、胆肝、经脉、神经。

人品：宽仁、磊落、卓立、高贵。

乙（阴木）象：其形为“曲”，曲线美，多为柔韧之品。

自然：风、禾、花、草、柔木藤，绿地园林栏栅等。

人体：颈脊手脚腕头发，肝胆经脉与血管。

人品：朴实、仁慈、儒雅、柔情。

丙（阳火）象：其形为“大”。

自然：阳光、太阳、光芒、帝王、权力、温暖、红色、影视、变幻、传媒、信息、名气、花朵、靓丽、装饰、城门、宫室、剧场、文章、书画、表面、表演、演说、电、电器等。

人体：眼睛、神经、大脑、小肠、肩。

人品：体恤、正面、激情、多言心思。

丁（阴火）象：其形为“小”。

自然：星、灯、灵光等阴光，文明、文化、文字、思想、医道、玄学、神学、香火、小花、内心、电、电子、网络、书刊、名望等。

人体：眼睛、心脏、血管、神经。

人品：文雅、多思、神秘、智慧。

戊（阳土）象：其形为“方”。

自然：大地、厚土、山丘、高坡、护岸、城池、建筑、房地产、仓库、停车场、寺院、古董、旧物、涂料、砖瓦、收藏品、凸起物。

人体：胃、鼻、皮肤、肌肉。

人品：忠厚、老成、生硬、性缓慢。

己（阴土）象：其形为“平”。

自然：云雾、田园、庭院、房屋、平原、土产、管道、通道、农牧、建材、果实、财帛、肮脏、自我。

人体：脾、腹、胰腺。

人品：含蓄、谨慎、多疑。

庚（阳金）象：其形为“棱角”。多为顽铁，喜火炼。

自然：霜露、顽铁、利器、五金、金属、矿山、金融，军队、警察、车、路、手术、医院、变革。

人体：大肠、大骨骼、牙齿、嗓音、肚脐、肺。

人品：刚强、威武、固执、冷静、理性。

辛（阴金）象：其形“致密”。为首饰之金，不喜火炼。

自然：月亮、金银珠宝、针剪笔币、医药、法律。

人体：肺、呼吸道、咽鼻、耳、筋骨、小骨骼。

人品：通达、义气、柔润、灵动、好面子。

壬（阳水）象：其形为“无规则”。

自然：云海、江河湖泊、航运、贸易、水产、浴业、石油、水彩、运算。

人体：膀胱、血液、泌尿系统。

人品：智谋、好动、任性、蕴含。

癸（阴水）象：其形为“圆润”。

自然：雨露、泉水、雪霜、池塘、眼泪、墨水、水产、后面、玄学、谋略、药等。

人体：肾、眼、骨髓、脑、精液、经血、津液。

人品：智谋、聪明、机敏、温柔。

三、天干之间关系

天干之间存在着生、克、合、冲的关系。

1. 十天干之生

甲乙木生丙丁火，丙丁火生戊己土，戊己土生庚辛金，庚辛金生壬癸水，壬癸水生甲乙木（图 12）。

相生也有阴阳之分，有阳生阳，阴生阴，阳生阴，阴生阳等。

2. 十天干之克

甲乙木克戊己土，戊己土克壬癸水，壬癸水克丙丁火，丙丁火克庚辛

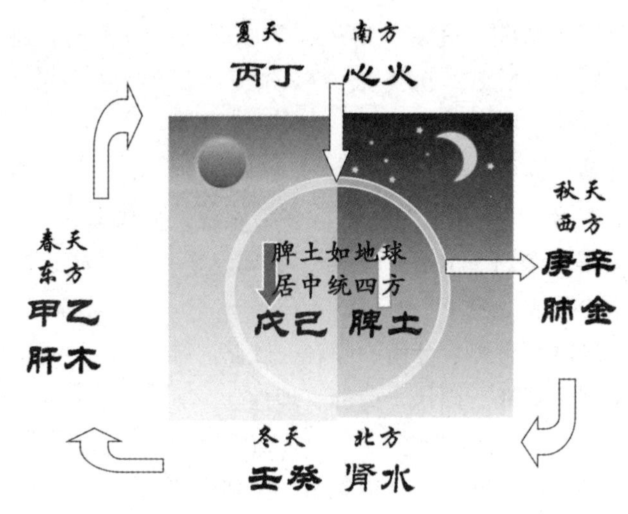

图 12　十天干四象五行图

金，庚辛金克甲乙木。

相克分阴阳，含义各不同：有情克，无情克；有好克，有凶克。

3. 十天干之合

甲己合化土，乙庚合化金，丙辛合化水，丁壬合化木，戊癸合化火。

人们熟知的东方甲乙木、南方丙丁火、西方庚辛金、北方壬癸水、中间戊己土的五行属性，在这里却被变成了甲木为土，乙木变金，丙火变水，丁火变木等。其机理当参看图 13 五运经天图才能明白。

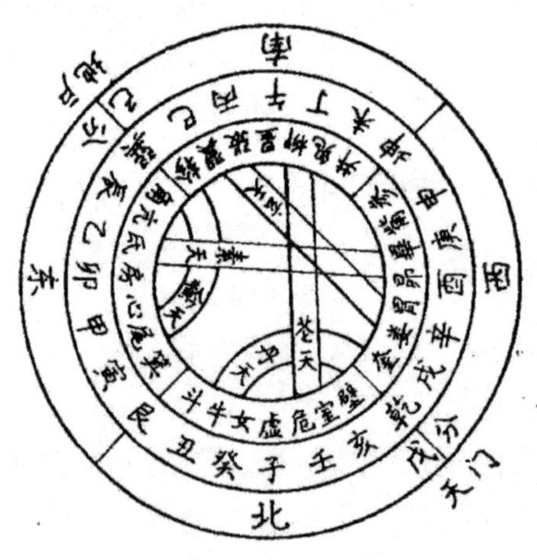

图 13　五运经天图

五运经天图从外向内，第一圈内标识的东西南北四个方位，和天门戊分、地户己分；第二圈内标识的是十天干、十二地支及乾坤巽艮四个卦位；第三圈标识的是四方二十八星宿；中央标识的丹天、黅天、苍天、素天、玄天，是分别代表着火、土、木、金、水五炁运行的方位通道。

正如《素问·五运行大论》岐伯所述："臣览太始天元册文，丹天之气，经于牛女戊分；黅天之气，经于心尾己分；苍天之气，经于危室柳鬼；素天之气，经于亢氐昴毕；玄天之气，经于张翼娄胃；所谓戊己分者，奎璧角轸，则天地之门户也。"

戊癸合化火：代表火的丹天之炁在天空中经过的路线，从天门戊分到北方七宿的牛女，牛女二宿正是第二圈十天干"癸"的位置，这就是戊癸合化火。

甲己合化土：代表土的黅天之炁在天空中经过的路线，从东方七宿的心尾到地户己分。心尾二宿正是第二圈十天干的"甲"的位置，这就是甲己合化土。

乙庚合化金：代表金的素天之炁在天空中经过的路线，从东方七宿的亢氐到西方七的昴毕，正是第二圈十天干"乙""庚"的位置，这就是乙庚合化金。

丙辛合化水：代表水的玄天之炁在天空中经过的路线，从南方七宿的张翼到西方七宿的娄胃，正是第二圈十天干"丙""辛"的位置，这就是丙辛合化水。

丁壬合化木：代表木的苍天之炁在天空中经过的路线，从南方七宿的柳鬼到北方七宿的危室，正是第二圈十天干"丁""壬"的位置，这就是丁壬合化木。

4. 十天干之冲

甲阳木与庚阳金相冲，乙阴木与辛阴金相冲，丙阳火与壬阳水相冲，丁阴火与癸阴水相冲，戊阳土己阴土合居中宫不冲。

第二节　十二地支

地支是子、丑、寅、卯、辰、巳、午、未、申、酉、戌、亥的总称。

十二地支具时空含意，用于空间说明方位，用于时间纪年、纪月、纪日、纪时。

一、十二地支属性

（一）地支阴阳

1. 以奇偶分阴阳

子、寅、辰、午、申、戌为阳；丑、卯、巳、未、酉、亥为阴。

2. 以四季分阴阳（夏为阳，秋冬为阴）

寅、卯、辰、巳、午、未为阳；子、丑、申、酉、戌、亥为阴。

（二）十二支与五行

寅卯属木，寅为阳木，卯为阴木；巳午属火，午为阳火，巳为阴火；申酉属金，申为阳金，酉为阴金；亥子属水，子为阳水，亥为阴水；辰戌丑未寄生四隅属土；辰戌为阳土，丑未为阴土；未戌为干土，丑辰为湿土，干土者其中藏火，湿土者其中藏水。

二、十二地支与天道、地道、人道的对应关系

（一）在天道代表天气阴阳

子午为少阴君火，卯酉为阳明燥金，寅申为少阳相火，己亥为厥阴风木，辰戌为太阳寒水，丑未为太阴湿土。

（二）在地道代表地面方位

寅卯为东方木，巳午为南方火，申酉为西方金，亥子为北方水，辰戌丑未四隅为土。

（三）在人道代表人体脏腑气血流注时间

肺寅大（肠）卯胃辰宫，脾巳心午小（肠）未中。

申膀（胱）酉肾心包戌，亥（三）焦子胆丑肝通。

三、十二地支与时间的关系

（一）十二支配月建

正月建寅，二月建卯，三月建辰，四月建巳，五月建午，六月建未，七月建申，八月建酉，九月建戌，十月建亥，十一月建子，十二月建丑（表5）。

表 5　地支与月份（按农历算）

寅月	卯月	辰月	巳月	午月	未月
正月	二月	三月	四月	五月	六月
申月	酉月	戌月	亥月	子月	丑月
七月	八月	九月	十月	十一	十二

（二）月建与二十四节气

立春雨惊分清谷，立夏小芒至小大，立秋处白分寒霜，立冬小大至小大。

月建以十二节为准，十二气随之。即立春后寅（正月）木当令，惊蛰后卯（二月）木当令，清明后辰（三月）土当令，立夏后巳（四月）火当令，芒种后午（五月）火当令，小暑后未（六月）土当令，立秋后申（七月）金当令，白露后酉（八月）金当令，寒露后戌（九月）土当令，立冬后亥（十月）水当令，大雪后子（十一月）水当令，小寒后丑（十二月）土当令。

二十四节气歌

春

立春梅花分外艳，雨水红杏花开艳，
惊蛰芦林闻春雷，春分蝴蝶舞花间。
清明风筝放断线，谷雨嫩茶翡翠连。

夏

立夏桑果像樱桃，小满养蚕又种田。
芒种育秧放庭前，夏至稻花如白练。
小暑风催早豆熟，大暑池畔赏红莲。

秋

立秋知了催人眠，处暑葵花笑开颜。
白露燕归又来雁，秋分丹桂香满园。
寒露菜苗田间绿，霜降芦花飘满天。

冬

立冬报喜献三瑞，小雪鹅毛片片飞。
大雪寒梅迎风狂，冬至瑞雪兆丰年。

小寒游子思乡归，大寒岁底庆团圆。

（三）十二支配十二辰

子时：23：00—01：00，胆经（早子时：23：00—00：00；夜子时：00:00—01:00）；丑时：01:00—03:00，肝经；寅时：03:00—05:00，肺经；卯时：05:00—07:00，大肠；辰时：07:00—09:00，胃经；巳时：09:00—11:00，脾经；午时：11:00—13:00，心经；未时：13:00—15:00，小肠；申时：15:00—17:00，膀胱；酉时：17:00—19:00，肾经；戌时：19:00—21:00，心包；亥时：21:00—23:00，三焦。

表 6　地支与时辰（以北京时间为准）

子时	丑时	寅时	卯时	辰时	巳时
23:00—1:00	1:00—3:00	3:00—5:00	5:00—7:00	7:00—9:00	9:00—11:00
午时	未时	申时	酉时	戌时	亥时
11:00—13:00	13:00—15:00	15:00—17:00	17:00—19:00	19:00—21:00	21:00—23:00

四、十二生肖

子鼠，丑牛，寅虎，卯兔，辰龙，巳蛇，午马，未羊，申猴，酉鸡，戌狗，亥猪。

表7　十二支常用关联图

巳月，四月 立夏—小满 巳火，属蛇 9~11时 东南偏南，阴支	午月，五月 芒种—夏至 午火，属马 11~13时 正南方，阳支	未月，六月 小暑—大暑 未土，属羊 13~15时 西南偏南，阴支	申月，七月 立秋—处暑 申金，属猴 15~17时 西南偏南，阳支
辰月，三月 清明—谷雨 辰土，属龙 7~9时 东南偏东，阳支			酉月，八月 白露—秋分 酉金，属鸡 17~19时 正西方，阴支
卯月，二月 惊蛰—春分 卯木，属兔 5~7时 正东方，阴支			戌月，九月 寒露—霜降 戌土，属狗 10~21时 西北偏西，阳支
寅月，正月 立春—雨水 寅木，属虎 3~5时 东北偏东，阳支	丑月，十二月 小寒—大寒 丑土，属牛 1~3时 东北偏北，阴支	子月，十一月 大雪—冬至 子水，属鼠 23~1时 正北方，阳支	亥月，十月 立冬—小雪 亥水，属猪 21~23时 西北偏北，阴支

五、十二地支类象

寅（正月阳木）象：

自然：花草树木、政府、庙堂、山林、会所。

人体：胆、肝、肢体、毛发、头、手、经筋、神经。

动物：虎、豹、猫。

卯（二月阴木）象：

自然：花草柔木、绳索曲折、兵器建材、车船街道、门窗椅床、网络传播。

人体：肝、胆、指肢、腰筋毛发。

动物：貉、兔、狐。

辰（三月湿土）象：

自然：泥土水库、池井田园、牢狱建筑、土产中药、思想网络等。

人体：膀胱、肾、胰腺、内分泌、肌肤、肩、胸、腹、胃、肋。病多肿瘤或癃闭。

动物：鱼、龙。

巳（四月阴火）象：

自然：温暖文章思幻境，色彩影像网络生。寺观楼台闹市路，阴火晦暗多虚空。

人体：心脏、三焦、小肠、肛、咽喉、面、齿、目、神经。

动物：蛇、蚓、蟑。

午（五月阳火）象：

自然：暑热火器血光影，电子信息广告文。热情冲动语言激，战场剧场冶炼场。

人体：小肠、心经、眼睛、舌、血液、神经。

动物：马、鹿。

未（六月燥土）象：

自然：燥土田园公园果，庭院墙堰陶饰物。酒家食饮土建筑，医药化工及热毒。

人体：脾胃、腕、腹、口、肌肤、脊梁。

动物：羊、鹰。

申（七月阳金）象：

人体：大肠、肺、肛、骨、脊椎、气管、食管、齿、经络。

动物：猿、猴。

酉（八月阴金）象：

自然：金石剑戟锄器皿，街道碑碣寺酒银。传媒隐学机关玄，奸邪妓娼病死人。

人体：肺、肛、大肠、鼻、耳、喉、肋、胸、气管、皮毛、骨。

动物：凤、雉、鸡、乌。

戌（九月燥土）象：

自然：窑冶炉枪弹军火，牢狱刑坟古庙堂。泛概各类公共场。

人体：心包、命门、三焦、背、胃、鼻、肌、腿、踝足。

动物：豺、狼、狗。

亥（十月阴水）象：

自然：池沟灌溉酒水笔，毒药沉溺多心计。

人体：头、肾、膀胱、尿道、血、精。

动物：猪、熊。

子（十一月阳水）象：

自然：水、冰、河流、泉、井流，车船贸易江湖行，文墨玄学多智慧。

人体：肾、耳、膀胱、泌尿系统、精、血液、脑髓、腰、耳。

动物：蝙蝠、鼠、燕。

丑（十二月湿土）象：

自然：寒湿泥沼下水厕，黑暗隐蔽矿监坟。私情淫乱黑社会，银行军营矿田园。

人体：脾胃、肌腹、肿块、肾、子宫、性器官。

地支人体类象歌

子属膀胱水道耳，丑为胞肚及脾乡。
寅胆发脉并两手，卯木十指内肝方。
辰土为脾肩胸肋，巳为齿咽下肠肛。
午火精神司眼目，未土胃脘膈脊梁。
申金大肠经络肺，酉中经血小肠藏。
戌土命门腿踝足，亥水为头及肾囊。

六、地支特性

（一）辰戌丑未土的特性

辰为温湿之土，戌为干湿之土，丑为寒湿之土，未为燥热之土。

戌未燥土克水力大，戌土主克亥水，未土主克子水。丑辰湿土原则上不克水，但亥见辰为墓水，子见丑为合绊水。

戌未燥土基本上不晦火；辰土和丑土晦火，辰更晦巳火，丑见午火晦之更甚。

不生金之土：戌未燥土不生金，反而脆金、制金。

生金之土：辰丑湿土生金。

主土党势：戌未燥土帮土力大；辰丑象泥巴一样，几乎不帮土。

辰戌丑未四墓神：寅申巳亥见各自墓库，都以入墓论。

子午卯酉见各自墓库因有半和局，不以墓论，除非多现才以入墓论。

（二）木分死活

死木：无根无水叫死木，如桌椅板凳等。死木不怕金，怕水浸泡，怕火焚。死木怕见旺火，见旺火易焚。

活木：有水有根是活木。活木怕埋根之金，尤其怕地支的金来铲根。

活木旺了喜火来泄，泄秀就是开花结果之意，故木旺见火，主漂亮、有才华、有成就。

（三）巳火的特殊性

巳虽属性为火，但又是金之长生地，故有双重性，即火强变火，金旺变金。当火旺时，巳火表现为克金；当火弱时，如巳见丑、酉，则助金而成巳酉丑三合化金。

七、十二地支相互作用关系

十二地支之间除有生、克、耗、泄关系外，还有合、冲、害（刑）、破等，其含义各异。

合：和合、亲近、合作、羁绊。

冲：互为冲击、互克，也表现为往来互换，也能冲坏。水火冲：力量对比，力大者胜，力弱者败。金木冲皆为金制木。墓库冲为开库或制库。

穿：不相容。排斥、暴力、破坏、伤害、仇恨、冲刺、运动等。

刑：责难、毁坏、废弃、受过等。

破：无情、破坏、破解、破碎、血光、破费、漏洞、不完整等。

泄：母生子，子对母而言为泄。如木生火，火对木而言即为泄。

耗：相克时，被克方对主克方而言即为耗。如火克金时，火的能量被消耗。

（一）地支相合

1. 地支六合

六合是地支中最紧密之合，象征结亲，有和合、亲近、羁绊之意。

子与丑合（克合）；寅与亥合（生合）；卯与戌合（克合）；辰与酉合（生合）；巳与申合（克合）；午与未合（生合）。

巳	午 ↔ 未	申
辰	←→	酉
卯	←→	戌
寅	丑 ↔ 子	亥

图 14　地支六合

（1）合克、合制

两支相合，其中一支与另一支有相克关系。

子丑合：丑土克制子水。

卯戌合：卯木克制戌土。

巳申和：巳火克制申金。局中金水旺时，则巳火受克。

（2）合绊

六合相邻皆有合绊之意。即相合双方都相互羁绊，失去原来特性或离开原来位置。

（3）闭气

墓库之气因合而关闭，其墓库中的遁藏者因合而不能流通，无法引拔，成为无用之物，只有遇到刑、冲，开库之时才能用。

子丑合：（巳酉丑）丑为金库，丑中之金闭气，不能发挥作用。

卯戌合：（寅午戌）戌为火库，戌中之火闭气，不能发挥作用。

辰酉合：（申子辰）辰为水库，辰中之水闭气，不能发挥作用。

午未合：（亥卯未）未为木库，未中之木闭气，不能发挥作用。

（4）合伤

地支中遁藏之干因合而被伤，称为合伤。

寅亥合：寅中丙火被亥中壬水克伤。湿木不生火，火力量受制。

辰酉合：辰中乙木被酉中辛金克伤。

2. 地支暗合

寅丑暗合：寅中甲木、丙火、戊土分别合丑中己土、辛金、癸水。

卯申暗合：卯中乙木合申中庚金。

午亥暗合：午中丁火、己土分别合亥中壬水、甲木。

3. 地支三合

三合局是生、旺、墓三者成局。三合局之气归于中神，会加强中神力量。

申子辰化水局：水长生于申，旺于子，墓于辰。

亥卯未化木局：木长生于亥，旺于卯，墓于未。

寅午戌化火局：火长生于寅，旺于午，墓于戌。

巳酉丑化金局：金长生于巳，旺于酉，墓于丑。

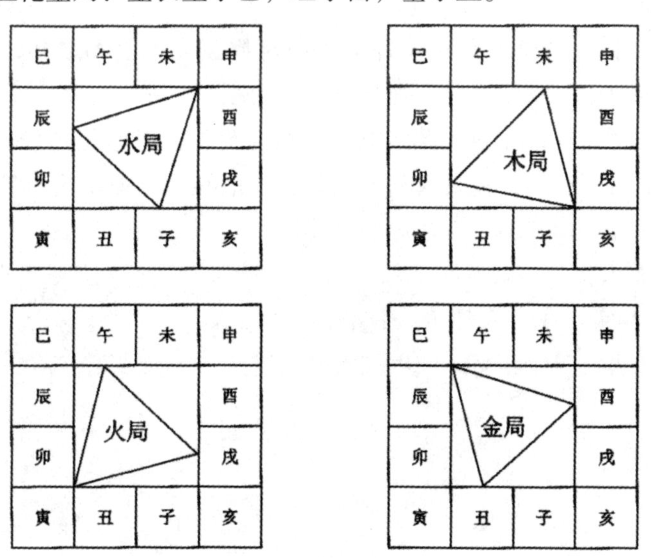

图 15　地支三合

三合局差一字时为半合局，力量小于全合。

生旺半和局：申子半合水局，亥卯半合木局，寅午半合火局，巳酉半合金局。

墓旺半和局：子辰半合水局，卯未半合木局，午戌半合火局，酉丑半合金局。

生墓半和局：亥未拱木局，申辰拱水局，巳丑拱金局，寅戌拱火局。

三合局紧密性较六合局弱，暗合局介于三合局与六合局之间。

（二）地支相冲

1. 地支六冲

十二支对冲，既有相互撞击、相克，又支中藏干亦有冲克之意。

子午冲，卯酉冲，寅申冲，巳亥冲，辰戌冲，丑未冲。

支中藏干冲克：

寅申冲：寅中之丙火克申中之庚金，申中之壬水亦克寅中之丙火。

卯酉冲：酉中辛金克卯中乙木。

辰戌冲：辰中癸水克戌中之丁火，戌中辛金克辰中乙木。

巳亥冲：巳中戊土克亥中壬水，亥中甲木、壬水亦克巳中戊土、丙火。

2. 六冲含义

六冲中水火之冲，可据其力量强弱对比互克；金木之冲，只能金克木，不能木克金；墓库之冲，则为开库或制库。

相冲木意是往来互换，即你把你的东西给我，我把我的东西给你，建立一种有无相互交换，往来互利的关联性。故相冲一般不具有破坏性，只有在冲中带克的前提下才有冲坏的可能性。

3. 地支六害

（直线相害）主有人加害，命中犯小人。

子未相害，丑午相害，卯辰相害，巳寅相害，酉戌相害，申亥相害。

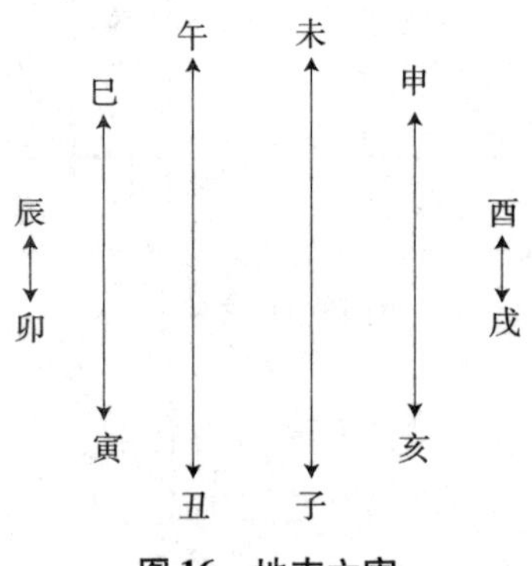

图 16　地支六害

4. 地支相刑

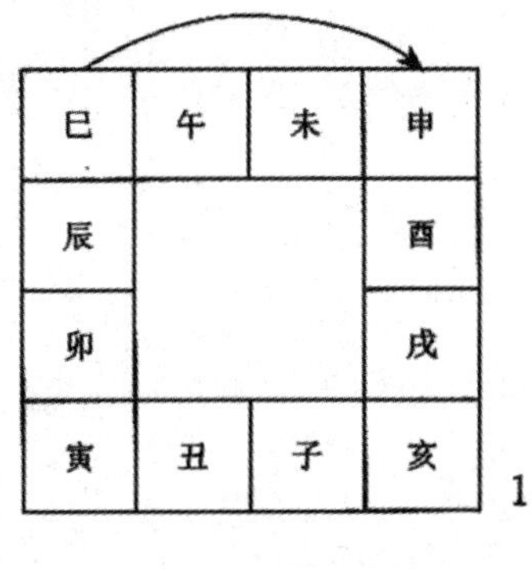

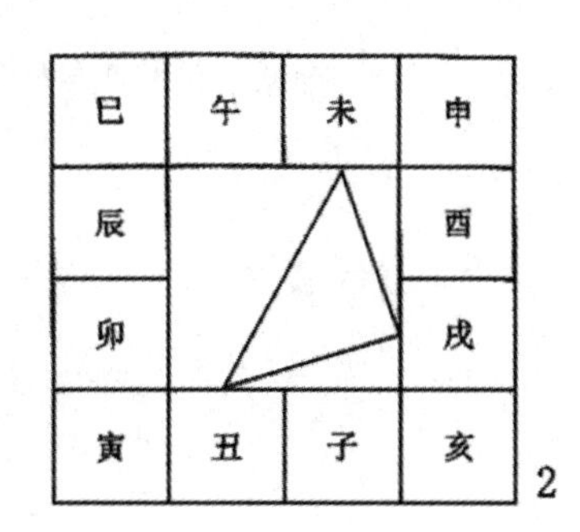

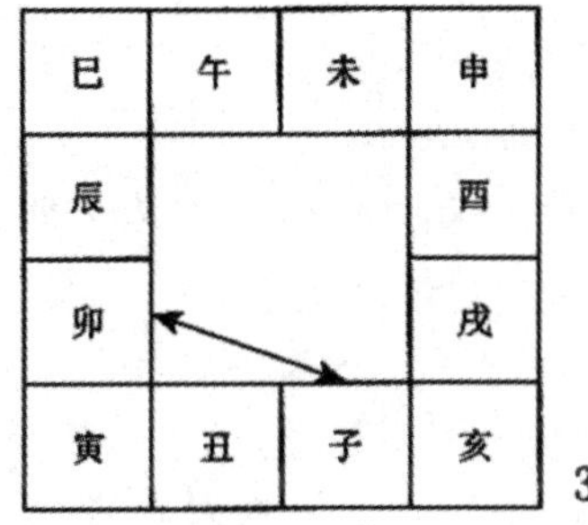

图 17　地支相刑

寅巳申相刑：寅刑巳，巳刑申，申刑寅，为二刑。其中巳刑申，以合为主，即论合不论刑，问题不大。

丑未戌三刑：无恩之刑。丑刑未、未刑戌、戌刑丑，为二刑，无大碍。三刑主触犯法律，如交通事故，受伤等。

子刑卯、卯刑子：无礼之刑，主要指乱搞男女关系等。

第三节　五行十干与十二支关联

动物的生长壮老死，植物的生长化收藏，皆遵循万物生长、壮大、衰败、死亡，再到新生的循环不已、生生不息的过程。五行在不同的时空点上，会有不同的状态，一般分为长生、沐浴、冠带、临官、帝旺、衰、病、死、墓、绝、胎、养十二阶段，常用的有本气、长生、死、墓、绝等。

一、五行本气

木在甲乙、寅卯；火在丙丁、巳午；金在庚辛、申酉；水在壬癸、亥子；土在戊己、辰戌丑未。

二、五行长生

木生于亥，火生于寅，金生于巳，水生于申，天干土长生在寅，地支土长生在申。

三、五行墓库

木墓在未，火墓在戌，金墓在丑，水土墓在辰。

五行坐墓地为通根得气，墓神透干或引出方有用，如无透干或引出，逢刑冲也会有用。

四、五行余气

木在寅卯，辰为木余气；火在巳午，未为火余气；金在申酉，戌为金余气；水在亥子，丑为水余气。

五行坐其余气，也为通根得气，同时余气也退气，气虽有，但无力量。

五、五行死地

木死在午，金死在子，水死在卯，火土死在酉。

五行临死地不仅无气，且为死亡象征。

六、五行绝地

木绝于申，金绝于寅，水绝于巳，火土绝于亥。

五行临绝地也为无气，是气形消亡的象征。

七、五行十干本气（禄刃之气）

五行在其本气点最强，分阴阳十干来看，有禄刃之别。禄为天干本气之归支，是干在支中司权。刃为阳干禄过而太旺，成为他害之物，如同刀刃一般（只有阳干有刃）。

甲禄在寅，乙禄在卯，丙戊禄在巳，丁己禄在午，庚禄在申，辛禄在酉，壬禄在亥，癸禄在子。

甲刃在卯，丙刃在午，庚刃在酉，壬刃在子。

辰戌是戊之本气，丑未是己之本气，但不是戊己土的禄刃。

木死在午绝在申；火土死在酉绝在亥；金死在子绝在寅；水死在卯绝在巳。

表 8　十干本气

<table>
<tr><td>天干</td><td>甲</td><td>乙</td><td>丙</td><td>丁</td><td>戊</td><td>己</td><td>庚</td><td>辛</td><td>壬</td><td>癸</td></tr>
<tr><td>禄</td><td>寅</td><td>卯</td><td>巳</td><td>午</td><td>巳</td><td>午</td><td>辛</td><td>酉</td><td>亥</td><td>子</td></tr>
<tr><td>刃</td><td>卯</td><td></td><td>午</td><td></td><td>午</td><td></td><td>酉</td><td></td><td>子</td><td></td></tr>
<tr><td>长生</td><td colspan="2">亥</td><td colspan="2">寅</td><td colspan="2">寅</td><td colspan="2">巳</td><td colspan="2">申</td></tr>
<tr><td>墓库</td><td colspan="2">未</td><td colspan="2">戌</td><td>戌</td><td>辰</td><td colspan="2">丑</td><td colspan="2">辰</td></tr>
<tr><td>余气</td><td colspan="2">辰</td><td colspan="2">未</td><td colspan="2"></td><td colspan="2">戌</td><td colspan="2">丑</td></tr>
<tr><td>死</td><td colspan="2">午</td><td colspan="2">酉</td><td colspan="2">酉</td><td colspan="2">子</td><td colspan="2">卯</td></tr>
<tr><td>绝</td><td colspan="2">申</td><td colspan="2">亥</td><td colspan="2">亥</td><td colspan="2">寅</td><td colspan="2">巳</td></tr>
</table>

八、地支遁藏

天干为天元，地支为地元，地支所藏者为人元。

寅申巳亥为四大长生点，除了含有本气外还含有各自的长生之气。因为土长生在寅和申，寅申中都含有土，巳为土之禄旺地也含有土，亥中无土。长生如同初生婴儿，阳气充足，故而寅申巳亥本气、含气全都是阳。

子午卯酉为四帝旺点，占天地之四极，故气专而强，除午是土之禄旺地含有土外，其余的只有本气没有其他含气。物盛则亏，器满则损，帝旺如同茂盛的花木，英华泄尽，阳极返阴，故而子午卯酉本气、含气全都是阴。

辰戌丑未四大墓库点。除本气全是土外，还含有所墓之气和余气。物之终结，归藏于墓，故而墓中所含之气全都是阴，但是墓库本气之土分阴阳，辰戌为阳土，丑未为阴土。

地支藏遁口诀

子水藏癸水，丑中己辛癸。
寅藏甲丙戊，卯中含乙木。
辰藏乙癸戊，巳中庚丙戊。
午火藏丁己，未中乙丁己。

申藏庚壬戊，酉中有辛金。

戌藏丁辛戊，亥中甲与壬。

表9 地支遁藏

地支	遁藏
子	癸
丑	己辛癸
寅	甲丙戊
卯	乙
辰	戊癸乙
巳	丙戊庚
午	丁己
未	己乙丁
申	庚壬戊
酉	辛
戌	戊丁辛
亥	壬甲

第五章　四柱八字

第一节　干支配法

四柱八字是命理学的常用术语。由十天干、十二地支按天干在前、地支在后依次循环排列，形成60对组合，称为六十甲子，古代先贤用于纪年、纪月、纪日、纪时。年月日时就像四根柱子一样支撑起时间的大厦，故称为四柱，每一柱用了一个天干一个地支合成两个字，四柱就用了八个字，称为四柱八字。譬如2020年元旦16∶26，其四柱八字就是己亥年丙子月癸卯日庚申时。

国医学上工查未病运用的五运六气学说、先天生命盘理论均需参考患者的出生年月日时的八字，故将此篇列入，以资参考。

表10　六十甲子五行属性归类

土	甲子	乙丑	丙寅	丁卯	戊辰	己巳
	庚午	辛未	壬申	癸酉	甲戌	乙亥
水	丙子	丁丑	戊寅	己卯	庚辰	辛巳
	壬午	癸未	甲申	乙酉	丙戌	丁亥
火	戊子	己丑	庚寅	辛卯	壬辰	癸巳
	甲午	乙未	丙申	丁酉	戊戌	己亥
金	庚子	辛丑	壬寅	癸卯	甲辰	乙巳
	丙午	丁未	戊申	己酉	庚戌	辛亥
木	壬子	癸丑	甲寅	乙卯	丙辰	丁巳
	戊午	己未	庚申	辛酉	壬戌	癸亥

第二节　天人相应与初禀

“古者包羲氏之王天下也，仰则观象于天，俯则观法于地，观鸟兽之文，与地之宜，近取诸身，远取诸物，于是始做八卦，以通神明之德，以类万物之情”。

这是古代先哲仰观日月，俯察地理，感而遂通，认为我们所处的宇宙中存在着由于“日月有数，大小有定，圣功生焉，神明出焉”而产生的潜在的、统一的、无处不在的隐性功能。这种力量形成的潜规则，支配着世上万物的生死存亡，在深层本质方面有着“相应”或“一致”的基础、规律，故《易·文言》曰：“夫大人者，与天地合其德，与日月合其明，与四时合其序，与鬼神合其吉凶，先天而天勿违，后天而奉天时。”

人在出生的一刹那，禀赋了天地之气。人出生的第一声啼哭，打开了自己的肺腔，实现了与天地自然之气的对接。出生之后，从第一声啼哭开始，胎儿依赖母体的先天气血循环道路终止，后天自身气血循环轨道衔接启动。故《黄帝内经·宝命全形论》曰：“夫人生于地，悬命于天，天地合气，命之曰人。”“天覆地载，万物悉备，莫贵于人，人以天地之气生，四时之法成。”既然“天地之气”“四时之法”决定了人的“生”“成”，故人生、长、壮、老、死的过程，在深层次也受天地之气的影响、制约。故《庄子·知北游》曰：“人之生，气之聚也。聚则为生，散则为死。”

人初禀的天地之气，即出生那一刻的年、月、日、时四个干支柱子所标注的综合之气。

第三节　四柱八字的推排方法

一、立四柱法

立年柱：以“立春”分年。

立月柱：月以“节令”分，即每月分界在节令那一天，如正月为寅、二月为卯……可以查万年历。

立日柱：查万年历。

立时柱：查万年历。时柱有夜子时、早子时之别（夜子时：23∶00—00∶00；早子时：00∶00—01∶00），四柱使用时柱是早子时。

二、排大运的天干、地支

大运的干支是根据出生月的干支推排出来的。大运每个干支各十年运程。

男生于阳年、女生于阴年顺排；男生于阴年、女生于阳年逆排。

顺排：如生月是辛丑，顺排大运干支依次为壬寅、癸卯、甲辰、乙巳等。

逆排：如生月是辛丑，逆排大运干支依次为庚子、己亥、戊戌、丁酉等。

第四节　十　神

一、概念

四柱八字的核心是日元，也叫日主。

五行具有生克、比肩的关系。也即“生我”“我生”“我克”“克我”“同我”。由此产生阴阳五行的十种角色关系，即所谓“十神”。

例如：日元我是甲木。

生我、扶我者：壬癸水。异性癸水是正印，同性壬水为偏印。（印星）

我生、泄我者：丙丁火。异性丁火是伤官，同性丙火为食神。（食伤）

克我、抑我者：庚辛金。异性辛金是正官，同性庚金为七杀。（官杀）

我克、耗我者：戊己土。异性己土是正财，同性戊土为偏财。（财星）

同我、助我者：甲乙木。异性乙木是劫财，同性甲木为比肩。（比劫）

十神的划分是以我与其他各干支的关系决定的。十神包含着许多健康和疾病有关信息，我们可以之参考，预防疾病的发生和治疗已病。

二、十神功能

1. 正官

是善意之管束，譬如，人们必须遵纪守法，以吉神论。

正官扶抑能力：卫财、生印、抑身、制劫。身强财弱，正官生印。日干旺盛，正官拘身。日旺劫多，正官制劫。

2. 七杀

杀身之对手，专以攻身为尚。若无礼法制裁，必伤其主（日干），故有制（有食神，伤官克制）谓之偏官，无制谓之七杀。一般以凶神论。

七杀的扶抑能力：耗财、生印、攻身、制劫。日强印轻，七杀生印。印轻财重，七杀攻身。日强劫多，七杀制劫。

3. 正财、偏财

是养命之源，人人所欲，但非人人可得，常以吉神论。

财星扶抑能力：生官杀、泄食伤、制枭神、坏正印。日旺官杀弱，财生官杀。日旺财弱，财泄食伤。日旺枭神旺，偏财制枭神。日旺正印旺，正财坏正印。

4. 正印、偏印

我之气源，如父母之生身。正印为吉神，偏印为凶神（又称枭神，见食神而夺为枭神之故）。

正印、偏印扶抑能力：生身、泄官杀、御伤、挫食。日弱官杀强，印泄官杀生身。日弱食伤重，正印御伤，偏印挫食。

5. 伤官、食神

伤官见官仗势欺之，放任日主于理法之外，常以凶神论。食见杀则能制服，使日干无恙，常以吉神论。

食神、伤官扶抑能力：泄身、敌杀、损官。身强财官弱，食伤泄身。身强财弱，食伤生财。身弱官杀重，食伤可敌杀损官。

6. 劫财、比肩

财之敌，日旺以凶神论。

劫财、比肩扶抑能力：帮身，任官杀化泄，夺财。日弱有比劫帮身，日弱有比劫任官杀，日弱有比劫不怕化泄，日旺有比劫夺财。

第六章　经络学说

经络学说是中医学的重要组成部分。中医学认为：活体组织客观存在着有形、无形两套网络系统，协调共管人体的生理活动。有形的是视之可见的“心主血脉”，无形的是活体组织才存在的“经络之气”。

《难经·二十三难》曰：“经脉者，通阴阳，以荣于身者也。”古代先贤所指“经络”，实含现代医学的神经、血管、淋巴、动静脉吻合支乃至细胞电解质等整体功能作用。

第一节　经络形成

经者，径也。纵行而位深者曰经，为连接五脏六腑之主干线。络者，网络也。横行而位浅者曰络，联络于脏腑肌肤四肢百骸之浅部。经络是联属活体五脏六腑、四肢百骸、营卫气血、表里深浅的通道。

经络理论的形成，源于古代医家观察自然现象，以取象类比方法创建的，说明人体气血运动变化规律的理论。

一、经络框架形成于古天文学“浑天说”

我国古代天文学有浑天、盖天、宣夜三大学派。

《黄帝内经》反复强调：为医者当“上知天文，下知地理，中知人事，方可长久”，即要人们熟知天地万物生死盛衰的演化规律，启示后人宜比类天象，领悟万物生成衰败真谛，方能领悟自然界为大宇宙，人为小宇宙之天人相应的医理。所以人体“经络”结构形成，也应与宇宙天体框架一致。

经络框架形成即取象于浑天学说。“浑天说”喻：天地之形，其状如卵，天包地外，如壳之裹黄。意为天地如鸡卵，地球如蛋黄，天包地外为蛋白，天穹上标识日月星宿位置的是蛋壳。以南极、北极为轴心（即球心），北天极为上，南天极为下。以与地球赤道相平行的二十八宿星群为圆形天道。已被现代天文学认知的是：太阳居中不动，地球绕日而行，约365天为一周。地球绕日而行的圆形天道上，即可观测到与地球赤道相平行的依次出现的二十八宿星。（当北斗星斗柄指东，夜观天象时可见角亢氐房心尾箕七个星群连缀成龙的东方七宿，斗柄指南可见井鬼柳星张翼轸七个星群连缀成鸟的南方七宿，斗柄指西可见奎娄胃昴毕觜参七个星群连缀成虎的西方七宿，斗柄指北可见斗牛女虚危室壁七个星群连缀成龟的北方七宿。东方青龙出现为春天，西方白虎出现是秋天，南方朱雀出现是夏天，北方玄武出现即冬天。）依据二十八宿标志的天球360度，将其等分十二辰：子丑寅卯辰巳午未申酉戌亥，可以作为划分时间的坐标。在这一立体的卵壳上标示日月星辰的位置与度数，将天地以十二条线等分，将这十二条线以十二支名之，即十二经线。

中腰以赤道为中心向两极划分无数条横行纬线，直接对应地面动植万物，以二十八宿为刻度，以北斗斗柄为指针，揭示天地自然规律。由此可知，十二地支具有宇宙时空的双层概念。

古代医家据天人相应之理，拟定与天球相合的人体纵行十二经线和无数条横行纬络线，逐渐形成络属人体五脏六腑、四肢百骸组织路径的理论基础——经络学说。

二、阳经阴经的形成源于日月升降功能

人体有十二条正经，即手三阳经（手太阳小肠经、手阳明大肠经、手少阳三焦经）、足三阳经（足太阳膀胱经、足阳明胃经、足少阳胆经）、手三阴经（手太阴肺经、手厥阴心包经、手少阴心经）、足三阴经（足太阴脾经、足厥阴肝经、足少阴肾经），另有督脉为阳经，任脉为阴经。其循行规律皆源于日月圆运动升降之气。

1. 日月运行任督生

任督二脉功能的形成机理，源于日月升降的功能作用。

太阳（日）为诸阳之本，其功能从上而降辐射地球，阳经形成源于太阳，故阳经遵从太阳辐射规律，从上下行。太阴（月亮）为诸阴之本，其功能从下吸引地气上升，阴经形成根于太阴月，故阴经亦遵从太阴月吸升规律，从下上行。

任督两脉，为人身阴阳之总纲。两者起于会阴，交于头面，皆仿日月运行，生于下而交于上。

太阳
月亮
日光下照督脉阳经下行
月寒吸引任脉阴经上行
地球

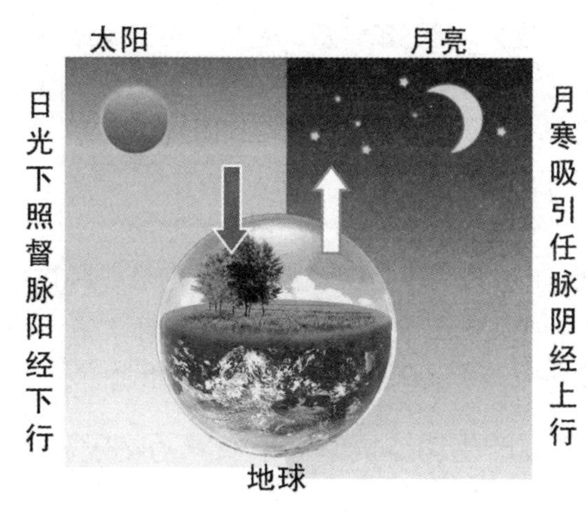

图18　经络运行随日月

任督二脉之于人体，若日月升降二气之于地球，两者一升一降，紧密配合，实为气血阴阳活动之总纲，亦如日月之交，协调共管人体生理活动。

督脉如太阳（日）督率诸阳从天而降，维系机体活动——故凡阳经皆下行。督行于背，统诸阳之纲，故为阳脉之海。

任脉如太阴（月）吸引阴精自地升腾，供给全身营养——故凡阴经皆上行。任行于腹，总诸阴之会，故为阴脉之海。

2. 十二经

十二经系手足三阴三阳经合称。

对其的描述见于《素问·天元纪大论》："何谓气有多少？岐伯曰：阴阳之气各有多少，故曰三阴三阳也。"唐宗海曰："人身有一阴一阳，而生出三阴三阳，三阴又分手足六经，合于坤之六爻；三阳亦分手足六经，合于乾之六爻。故人身一小天地，而天地只一阴阳。"其实六经就是在阴阳两者基础上，冠以太、少、厥、明四字而成。太、少表示阴阳之气的多少，厥、明是划分阴阳界限之转折点。太阳表示阳气盛多阶段；少阳阳气始生未旺阶段；太阴表示阴气隆盛阶段；少阴阴气始生弱小阶段；阳明：《素问·至真要大论》曰"阳明者，两阳合明也"，是言阳明居于两阳之中，阳气由弱至强的鼎盛程度，及盛极而衰的转折状态；厥阴：《素问·至真要大论》曰"厥阴者，两阴交尽也"，是言阴气由少弱至隆盛，盛极而衰的转折划线。

手三阳经从手走头，足三阳经从头走足；足三阴经从足走胸，手三阴经从胸走手，根据太阳日从上向下照射，太阴月亮从下向上吸引之理，可以简捷记为：两手上举，阳经从上向下行，阴经从下向上行。

3. 十二经源于十二地支

南北连结之子午线为手足少阴君火；东西联结之卯酉线为手足阳明燥金；东北寅、西南申连线为手足少阳相火；东南巳、西北亥连线为手足厥阴风木；东南辰、西北戌连线为手足太阳寒水；东北丑、西南未连线为手足太阴湿土。此即十二经形成源于十二地支类比化生。

三、经络连属产生功能机理源于道家万物隔碍相通属性

《周易参同契解》疏曰："磁石吸铁，阳燧取火，方诸取水，皆阴阳相感，隔碍相通之理。"意即：磁石吸铁是因为地球南北两极磁场的相互作用，阳燧取火（古人炼五色石为镜反射到地面点火）是太阳虽在天上却能把火传到地面，方诸取水（古人以水晶为珠，可以对月亮取水）是月亮虽远亦能把水送到地上，这是天地万物具有阴阳相感、隔碍相通、隔阂相连之本能。而"人"之整体，远近于两极、日地、月地之距，因此，人体自身的功能感应相通、相连也是必然的。故《参同契》曰："阳燧以取火，非日不生光；方诸非星月，安能得水浆。二炁玄且远，感化尚相通，何况近存身，切在于心胸，阴阳配日月，水火为效徵。"抱一子疏曰：阳燧者，炼五色石作镜向日以艾取火，淮南子谓之火方诸。又有水方诸，以水晶为珠向月取水，又谓之阴隧。阳燧、方诸若不假日月则不能取火、生水。人身之中，阴阳升降与天地造化同运，其间水火交遇之理，亦岂外夫日往月来交会之机？

第二节 经络系统组成

经络系统由经脉和络脉组成。经脉包括：十二经脉、奇经八脉，以及附属于十二经脉的十二经别、十二经筋、十二皮部。络脉包括：十五络脉、孙络、浮络等。

一、经脉

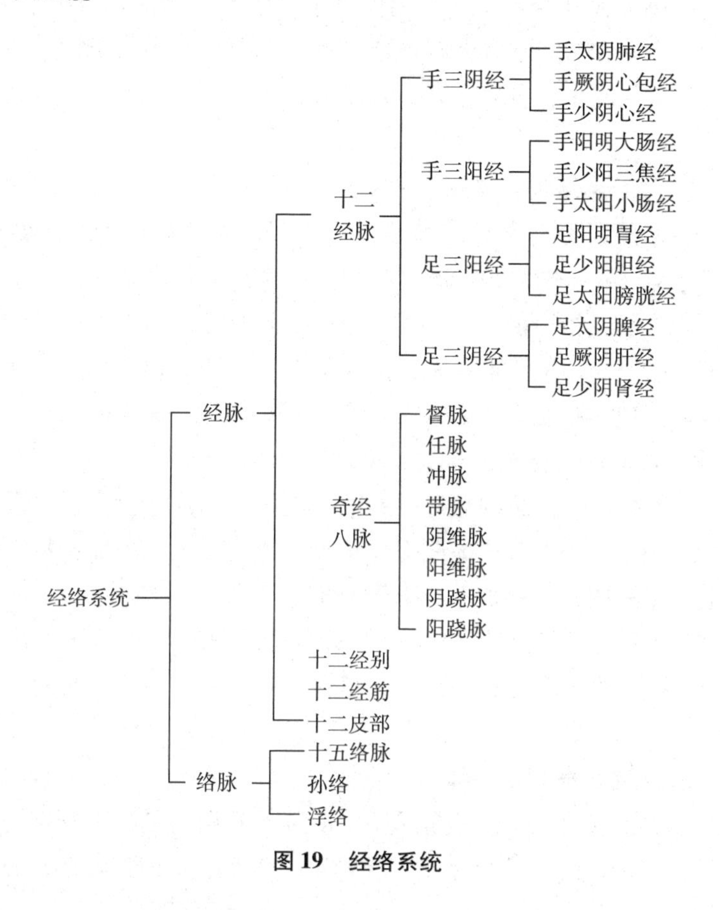

图19　经络系统

（一）十二正经

1. 十二经脉的名称

十二经脉的名称由手足、阴阳、脏腑三部分组成，是十二脏腑所属的经脉，是经络系统的主体，又称“正经”。十二经脉分别为：手太阴肺经、手阳明大肠经、足阳明胃经、足太阴脾经、手少阴心经、手太阳小肠经、足太阳膀胱经、足少阴肾经、手厥阴心包经、手少阳三焦经、足少阳胆经、足厥阴肝经。

2. 十二经脉分布

十二经脉左右对称地分布于头面、躯干、四肢，纵贯全身。六条阴经分布于四肢内侧和胸腹部，六条阳经分布于四肢外侧、头面、躯干。

十二经脉在四肢的分布规律是：手足三阳经分布在四肢外侧，阳明在前，少阳在中，太阳在后。上肢内侧是手三阴经，其排列为：太阴在前，厥阴在中，少阴在后。下肢内侧是足三阴经，其排列为：内踝上8寸以下，厥阴在前，太阴在中，少阴在后；内踝上8寸以上，太阴在前，厥阴在中，少阴在后。

3. 十二经脉属络表里关系

互为表里的阴经与阳经有属络关系，即阴经属脏络腑，阳经属腑络脏，阴阳配对，在脏腑阴阳经脉之间形成了六组表里属络关系。手太阴肺经与手阳明大肠经相表里；足太阴脾经与足阳明胃经相表里；手少阴心经与手太阳小肠经相表里；足少阴肾经与足太阳膀胱经相表里；手厥阴心包经与手少阳三焦经相表里；足厥阴肝经与足少阳胆经相表里。

4. 十二经脉的循行走向与交接规律

十二经脉循行走向总的规律是：两手上举，阳经从上下行，阴经从下上行。手三阳经从手走头；足三阳经从头走足交于足三阴经；足三阴经从足走腹胸；手三阴经从胸走手交于手阳经。

十二经脉的循行交接规律是：①相表里的阴经与阳经在手足末端交接。②同名的阳经与阳经在头面部交接；③相互衔接的阴经与阴经在胸部交接。

5. 十二经脉的气血循环流注

十二经脉的气血循环流注是从手太阴肺经开始到足厥阴肝经为止，再由肺经逐经相传，其流注顺序是：肺经、大肠经、胃经、脾经、心经、小肠经、膀胱经、肾经、心包经、三焦经、胆经、肝经（图20）。

歌曰：

肺大胃脾心小肠，膀肾包焦胆肝常。

十二经传肺寅起，周流至肝交肺脏。

附十二经络周流解：人身正脉，十有二经。每于凌晨寅时，营气始于中焦，上注手太阴肺经，自胸中而出于中府，至于少商。以次行于手阳明大肠等十二经，终于足厥阴肝经，而复始于太阴之肺也。凡手之三阴，从藏走手，手之三阳，从手走头，足之三阳，从头走足，足之三阴，从足走腹、胸，周流不息，如环无端。

释义：十二经对应十二时辰。手太阴肺经从3—5时的寅时开始，5—7时的卯时传到手阳明大肠经，7—9时的辰时传到足阳明胃经……以此下

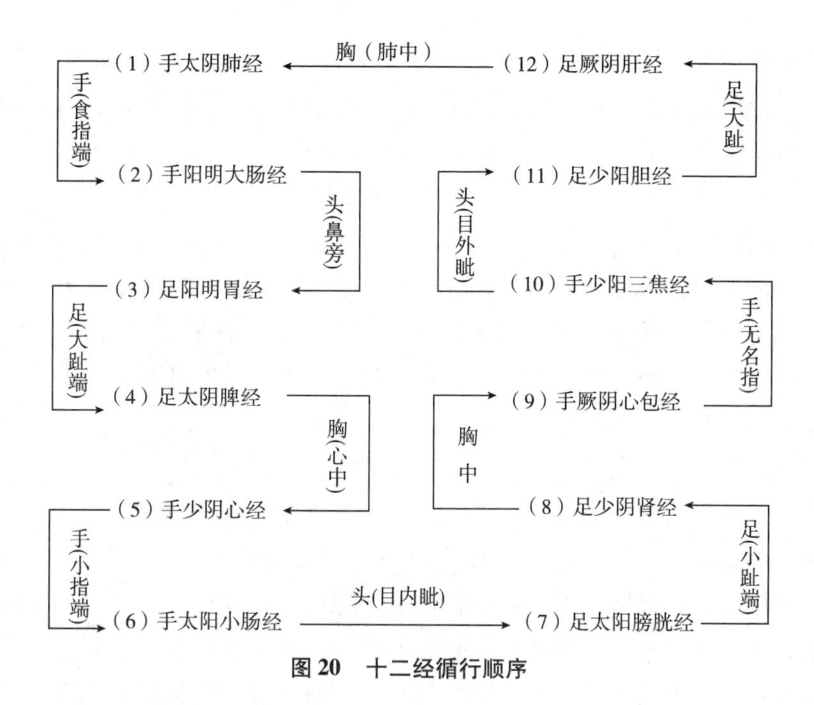

图 20　十二经循行顺序

传，经历十二时辰，又重新从肺经开始。此即十二经子午流注（图 21）。

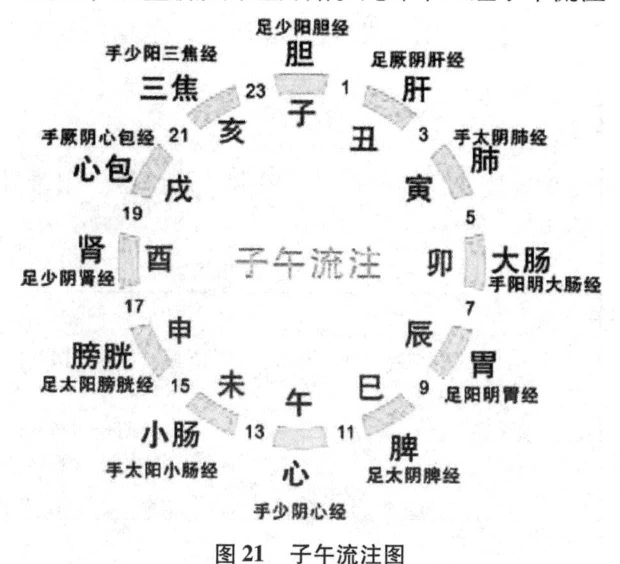

图 21　子午流注图

经络循行次序：

十二经络，始于手太阴，其支者，从腕后出次指端，而交于手阳明；手阳明之支者，从缺盆挟口鼻，而交于足阳明；足阳明之支者，从跗上出大指端而交于足太阴；足太阴之支者，从胃别上膈注心中，而交于手少阴；手少阴无支者，直自本经少冲穴而交于手太阳；手太阳之支者，别颊上至目内眦而交于足太阳；足太阳之支者，从髆（骨旁）内左右别下合腘中，下至小趾外侧端，而交于足少阴；足少阴之支者，从肺出注胸中，而交于手厥阴；手厥阴之支者，从掌中循小指次指出其端，而交于手少阳；手少阳之支者，从耳后出至目锐眦，而交于足少阳；足少阳之支者，从跗上大指爪甲出三毛而交于足厥阴；足厥阴之支者，从肝别贯膈，上注肺，入喉咙之后，上额行巅，行督脉，络阴器，过毛中，行任脉，入缺盆，下注肺中而复交于手太阴也。

十二经穴起止歌：

经始太阴而厥阴最后，穴先中府而终则期门。原夫肺脉，胸中始生，出腋下而行于少商，络食指而接乎阳明。大肠起自商阳，迎香于鼻外终；胃历承泣而降，寻历兑于足经。脾自足之隐白，趋大包于腋下；心由极泉而出，注小指之少冲。小肠兮，起端于少泽；维肩后，上络乎听宫。膀胱穴自睛明，出至阴于足外；肾以涌泉发脉，通俞府于前胸。心包出乳后之天池，络中冲于手中指；三焦始无名指之外侧，从关冲而丝竹空。胆从童子髎穴，连窍阴于足之四趾；肝因大敦而上，至期门而复于太阴肺经相合。

（二）奇经八脉

奇经八脉包括督脉、任脉、冲脉、带脉、阴维脉、阳维脉、阴跷脉、阳跷脉，共8条。

表11　奇经八脉循行分布和功能

经脉名称	循行分布	功能
督脉	腰、背、头面正中	总督六阳经，调节全身阳经经气，为“阳脉之海”
任脉	腹、胸、颏下正中	总任六阴经，调节全身阴经经气，称为“阴脉之海”
冲脉	与足少阴经相并上行，环绕口唇，与任、督、足阳明经有联系	涵蓄十二经气血，称为“十二经之海”“血海”
带脉	起于胁下，环腰一周，状如束带	约束纵行躯干的诸条经脉
阴维脉	小腿内侧，并足太阴、足厥阴经上行，至咽喉合于任脉	调节六阴经经气

续表

经脉名称	循行分布	功能
阳维脉	足跗外侧，并足少阳经上行，至项后合于督脉	调节六阳经经气
阴跷脉	足跟内侧，伴足少阴经上行，至目此眦与阳跷脉会合	
阳跷脉	足跟外侧，伴足太阳经等上行，至目内眦与阴跷脉会合	调节肢体运动；司眼睑开合

奇经八脉与十二经脉不同，不直接隶属于十二脏腑，也无阴阳表里配合（属络）关系，“别道奇行”，故称“奇经”。奇经八脉中的任脉、督脉，各有其所属的腧穴，故与十二经脉相提并论合称“十四经”。

任脉：行于身前，诸阴之纲也；督脉：行于身后，诸阳之领也；冲脉：起于气冲，诸经之海也；带脉：起于季肋，环腰如带，诸经之约也；阳跷：起于跟中，循外踝上行，主左右之阳也；阴跷：起于跟中，循内踝上行，交贯冲脉，主左右之阴也；阳维：起于诸阳会，维络于身，主一身之表也；阴维：起于诸阴交，维络于身，主一身之里也。阳跷、阳维者，足太阳之别；阴跷、阴维者，足少阴之别。

人在母胎中，形体未全之时，主要靠奇经八脉的功能来运行、化生气血，十二经脉则是在逐渐完善的过程中。当婴儿脱离母腹降生于大气之中，靠自身口鼻呼吸来与天地相通时，则主要依靠十二经脉来完成气血的运行，奇经八脉则起调节脉气的作用。故可以把奇经八脉看作是先天八卦的体与气，把十二经脉看成是后天八卦的用与运。

凡此八脉者，经脉之络也。经脉隆盛，入于络脉，络脉满盈，不拘于经，内溉脏腑，外濡腠理，别道自行，又谓之奇经也。滑寿说：“人身之有任督，犹天地之有子午。”无崖子曰：“人身之有经络，犹天地之有经纬。”

奇经八脉的循行分布，纵横交错，穿行于十二经脉之间，没有规律。

奇经八脉的功能主要体现在两个方面，一是沟通了十二经脉之间的联系，将部位相近、功能相似的经脉联系起来，起到统摄有关经脉气血、协调阴阳的作用；二是对十二经气血有蓄积和渗灌的调节作用。当十二经脉及脏腑气血旺盛时，奇经八脉能蓄积气血，当人体功能活动需要时，奇经八脉又能渗灌供应气血于组织当中。

（三）经别、经筋、皮部

1. 经别

是别行的正经，因共有十二条，故称十二经别。是十二正经离、入、出、合的别行部分，是正经别行深入体腔的支脉。

十二经别具有离、入、出、合的循行特点。十二经别多从肘膝关节附近的正经别出（离），经过躯干深入体腔，与相关的脏腑联系（入），再浅出于体表上行头项部（出），在头项部，阳经之经别合于本阳经的经脉；阴经之经别合于其相表里的阳经经别（合）。十二经别按阴阳表里关系汇合成六组，故有“六合”之称。

十二经别的作用：完善了十二经脉的内外联系，加强了经脉所属络的脏腑在体腔深部的联系，补充了十二经脉在体内外循行的不足，扩大了经穴主治的范围。

2. 经筋

经筋亦有十二，故又称十二经筋。

十二经筋是十二经脉之气输布于筋肉骨节的体系，是附属于十二经脉的筋肉系统。

十二经筋分布特点：均起始于四肢末端，结聚于关节、骨骼部，走向躯干头面，行于体表，不入内脏。

十二经筋的主要作用是约束骨骼、屈伸关节、维持人体正常运动功能，正如《素问·痿论》所说：“宗筋主束骨而利机关也。”其中足厥阴肝经经筋结于阴器，并能总络诸经。

3. 皮部

是十二经脉及其所属络脉在体表的分区，也是经气外达布散的区域，具有保卫机体、防卫外邪的功能，又称“十二皮部”。

二、络脉

天文学命名，纵行于地球者称经线，横行于地球者称纬线。天人同理，纵行于人体者曰经脉，横行于人体者曰络脉。络脉又分别洛、浮络、孙络。

1. 别络

别络是从经脉分出的较大络脉主干，对全身各部细小络脉起主导作用。络脉共有十五条，即十二经脉和任、督二脉各自别出一络，加上脾之大络（大包），称为十五络脉。

（1）十五络脉的分布特点

十二经脉的别络均从本经四肢肘膝关节以下的络穴分出，走向其相表里的经脉，即阴经别络走向阳经，阳经别络走向阴经。

任脉、督脉以及脾之大络，主要分布在头身部。

（2）十五络脉的主要作用

十二经别络加强了表里两经的联系，补充了十二经脉循行之不足。任脉的别络沟通了腹部经气；督脉的别络沟通了背部经气；脾之大络沟通了全身经气。

第三节　经络的作用和经络学说的临床应用

一、经络的作用

1. 联系脏腑，沟通内外

《灵枢·海论》曰："夫十二经脉者，内属于腑脏，外络于肢节。"

2. 运行气血，营养全身

《灵枢·本藏》曰："经脉者，所以行血气而营阴阳，濡筋骨，利关节者也。"

3. 抗御病邪，保卫机体

营气行于脉中，卫气行于脉外，随经脉和络脉密布于周身，加强了机体的防御能力，起到了抗御外邪、保卫机体的作用。

二、经络学说的临床应用

1. 说明病理变化

在生理功能失调时，经络是病邪传注的途径，具有反映病候的特点。

2. 指导辨证归经

根据疾病所出现的证候，结合经络循行的部位及所联系的脏腑，进行辨证归经。

3. 指导针灸治疗

针灸临床常根据经脉循行和主治特点进行循经取穴，如《四总穴歌》："肚腹三里留，腰背委中求，头项寻列缺，面口合谷收。"

第四节 脏腑经络之气循行

老子曰"一生二，二生三，三生万物"的"三"，即代表炁，即日月交合形成的围绕地球的大气层。太阳的南北回归运动，又进一步形成了木、火、金、水四炁的升、浮、降、沉运动，从而又衍生出温、热、凉、寒四候，春、夏、秋、冬四季的概念。

木火土金水五炁，决定着植物的生死盛衰，同样也影响着人体肝心脾肺肾五脏功能作用。

一、五脏主气升降

日出于东而落于西，月出于西而落于东，日（阳）月（阴）二炁之升降，皆绕地球而动。肝如春木之气温暖升腾，交于心，心如夏火之气煊通辐射，将血液布达周身以供机体施用，皆木火升浮之象；肺如秋金之气凉则敛降，交于肾，肾如冬水之气寒而封藏，滤血成精，以供机体生化之用，皆金水降沉之象，故肝心肺肾四脏气运与春夏秋冬四时升浮降沉之气同。其中，肝木气升肺金气降，为人体气运升降之主，肾水气升心火气降，以成水火既济心肾相交之因。中土脾胃者，脾为己土，随木火之气升，胃为戊土，督金水之气降，功若地球自转兼制四方四藏，为五脏运行之枢。此即五脏精气随日月四时主气运行规律。

二、经络之气升降

阴阳之道，有升有降，升中有降，降中有升，其升降之律又异于十二经。

木分阴阳有肝胆，足厥阴肝经为阴木其气升，足少阳胆经为阳木其气降；

火分阴阳心小肠，手少阴心经为阴火其气降，手太阳小肠经为阳火其气升；

土分阴阳脾与胃，足太阴脾经为阴土其气升，足阳明胃经为阳土其气降；

金分阴阳肺大肠，手太阴肺经为阴金其气降，手阳明大肠经为阳金其气升；

水分阴阳肾膀胱，足少阴肾经为阴水其气升，足太阳膀胱经为阳水其气降。

第七章 四象五行阵图

余幼喜读书。小时看到《封神演义》中姜子牙先生排兵布阵，善用“五方阵”对敌，率黄衣军居中，手举杏黄旗，指挥东方青衣军、南方赤衣军、西方白衣军、北方黑衣军，攻守有序，进退自如，屡战屡胜，十分倾慕。曾问先父：您经常说‘诊病先讲理，理通方用药；用药如用兵，布阵易胜敌’，姜子牙先生的五方阵可用以治病吗？父亲不加思索地回答说：可以！我们中医的阴阳五行理论，不就是阴阳五方阵么！

1988 年，我在安徽中医学院高级中医学徒班学习，随恩师韩明向教授侍珍，韩师送我一本邹伟俊先生主编的《医易新探》，正式打开了我研习医易的大门。在安徽中医学院学习期间，我得到范仁忠、顾植山、张玉才等多位老师的辛勤培养，及江淮儒医刘药石先生的谆谆教诲，于 1992 年在《国医论坛》发表了第一篇医易相关文章——《浅谈周易在中医史中的地位》。本文的要点之一，以伏羲先天六十四卦圆形天象图为模式，以二进制数理为说理工具，展示日月南北回归运动引发地面阴阳寒热消长变化的规律，及四季、四象形成的自然天象基础。应为今天倡导的“四象五行阵图”的雏形。“四象五行阵图”是国医辩证学中最简捷、明了、客观，且最容易复制掌握传播的辩证模式图。简述于下。

国医学的辨证种类繁多，如八纲辨证、脏腑辨证、卫气营血辨证、气血津液辨证、三焦辨证、六经辨证、经络辨证等。但是在临床实践中很难掌握，特别对于初学者，不知从何处下手，缺乏一个整体模式把他们串起来。而且，此类辨证对国医学的一些重要观点解释不了。如木东金西，左肝右肺，东升西降，南火北水，水火互济，心肾相交，脾为虚脏，位居于中。这个木火金水列于四方，土居于中的自然天象图，往往与现代人们熟知的，木火土金水依次相生的五角星模式的五行图相混淆，无法解释上述中医理论。如果运用四象五行阵图则可以全面解决此类问题。因为四象五行图是一幅自然天象图。

在医易相关的研究中不难发现，代表春天木炁升发的震卦，两阴爻在上，一阳爻在下，太阳直射点从南回归线向北移动，驱散阴寒，在下郁遏之阳气必向上升发；代表秋天金炁敛降的兑卦，一阴爻在上，两阳爻在下，太阳直射点从北回归线向南移动，天气转凉，收敛地面阳热之气降入地下，此为木金之升降；代表冬天水炁封藏的坎卦，一阳爻在中，两阴爻位于上下包绕阳爻，使不外泄；代表夏天火炁煊浮的离卦，一阴爻居中，两阳爻位外，化阴为津，布降雨露，滋养万物。

结合人体生理，肝藏血，体阴用阳，多血少气，正如震卦，阴多阳少，送血入心，具升发向上之势；肺主气，体阳用阴，多气少血，正如兑卦，阳多阴少，调整血气，降血入左心，正具敛降趋下之势；心主血脉，回血入右心，布血于左心，正具太阳热蒸水炁升浮，太阴寒敛气化雨露煊通布散之功；肾主封藏，过滤血液，储精排浊，为机体生长发育之本。

故运用四象五行阵图阐释天人相应的生理功能简捷明了，理当弘扬。

“四象五行阵图”形成的基础源于国学、国医文化。国学文化，诸如太极图、河图、洛书、先天八卦图、后天八卦图等；国医文化，首见于《黄帝内经》。本图模式凝聚了中华文化的精髓，兵法战策、理法方药、防病治病、养生保健，千疾万疢等，皆可以此图为基础模式，无不视图而明理。犹如数学，以0、1、2、3、4、5、6、7、8、9九个数，使用加、减、乘、除四种运算方法，即可列出无穷的算式，计算出无穷无尽的数字的道理一样。

第一节　国学文化与四象五行

国学是国医的灵魂，国医是国学的载体。譬如国医的核心理论阴阳五行就源自国学的太极图、河图、洛书、易经八卦等，他们与“四象五行阵图”的形成都有着密切关系。

一、太极图与四象

我国古代先哲认为自然万物是从无到有，又从有到无；从隐到显，又从显到隐，时时刻刻有规律地变化着，这就是太极图像的真实含义，亦老子“有无相生”道理之所在。

《易传·系辞上传》曰：“易有太极，是生两仪，两仪生四象，四象生八卦。”孔颖达疏曰：“太极谓天地未分之前，元气混而为一，即是太初、太一也。”

（一）四象形成的天文背景——二十八宿星

1. 二十八宿概念的形成

太极图之两仪指日月。四象是指组成天体四方的二十八个星群。孔颖达谓：“四七皆各成一形。东方龙，西方虎，皆南首而北尾；南方鸟，北方龟，皆西首而东尾。”按，邹学熹先生《易学精要》：列宿皆以邻近之星集合而成，数目不等。（所以称为宿，是指月体运行，每天停留一个星座，如人在此留住一宿之意。）列宿相距的度数也是不等的，现将古人计算这组数据列下。

东方七宿：角12、亢9、氐15、房5、心5、尾18、箕11，七宿度数75。连缀似龙，因东主青色，故曰青龙。

南方七宿：井33、鬼4、柳15、星7、张18、翼18、轸17，七宿度数112。连缀似鸟，因南主朱（红）色，故曰朱雀。

西方七宿：奎16、娄12、胃14、昴11、毕16、觜2、参9，七宿度数80。连缀似虎，因西主白色，故曰白虎。

北方七宿：斗26.25、牛8、女12、虚10、危17、室16、壁9，七宿度数98.25。连缀似龟，因北主玄（黑）色，故曰玄武。总计28宿度数为365.25度。

2. 二十八宿的作用

二十八宿是古人用作观测日、月、五星运行坐标的二十八组恒星（或称星座）。古人觉得恒星相互间位置恒久不变，以之为标志来说明日月五星运行所到的位置。经过长期观察，选择黄道、天赤道附近的二十八个星宿作为坐标，因其环列在日月五星四方，如日月五星栖息场所，故称为二十八宿。随地球绕日运行，夜观天象时，春天可看到东方七宿，夏天可看到南方七宿，秋天可看到西方七宿，冬天可看到北方七宿。

（二）天盖有日道，地盘有日晷

中国古天文学有三家学说，即浑天派《灵宪》之文，盖天派《周髀》之术，另有“宣夜”失传。三者各有特色，而阐明日周、年周运动规律的，主要是盖天说。

盖天说认为：天为盖，地为盘，天上星辰的运动，对地面上万物属性的变化产生着重要的影响。

天盖如穹，地盘如踪。太阳在天，有道运行于天穹之上；太阳在地，有影相随于万物行踪。天穹上日道之行有高低，出没有偏有移。太阳在地，影有长短正斜，天穹之上的高低、偏移，虽不可量，但是地上影之长短、正斜可以测。

1. 日周运动

盖天学派以地静日动观测太阳的运动，发现日体朝见于东，午悬于空，夕入于西，夜入地下，以分判昼夜称为一日。现已知太阳日周运动系地球自转结果。

2. 年周运动

盖天派《周髀算经》记载："周髀长八尺""髀者，股也；正晷者，勾也。"又"髀者，表也"。赵爽释曰："因其行事，故曰髀，由此捕望，故曰表。影为勾，故曰勾股也。"（并以一寸比一千里比例尺计算日地距离。如李淳风释曰"臣淳风等谨按：夏至王城望日，立两表，相去两千里，表高八尺，影去前表一尺五寸，去后表一尺七寸，旧术以前后影差两寸为法"等。）实测之法：以日出日入两影交叉点，与日中之影对正，为一天之中点，将一天平分，称午线。晷影在地平面上变化，以五日为一候，进退约三寸两分，三候进退约一尺。一年七十二候，冬至最长，影长一丈三尺五寸；夏至最短，影长一尺六寸；春分、秋分均为七尺五寸五分。晷影长短是太阳南北回归运动形成的结果，现在已知系地球循太阳公转之故。

（三）北斗星指向定节令

古代先哲以北斗星斗柄指向定四时八节、二十四节气、七十二物候。《汉书》指出：在黄昏时可据斗柄所指以定节气，如斗柄指东，天下皆春，斗柄指南，天下皆夏，斗柄指西，天下皆秋，斗柄指北，天下皆冬。二十四节气的形成亦是据北斗与日月聚会与否决定的，如每月日月相会一次为"节"，日月相会时北斗也来相聚为"气"。

二、河图与四象五行阵图

（一）河图形成的天文地理背景

1. 天文背景

太阳系八大行星，以太阳为中心，离太阳最近的是水星，按顺序排列，以次是金星、地球、火星、木星、土星、天王星、海王星。可见地球一侧是金星、水星，另一侧是火星、木星、土星。五星古称五纬，木曰岁星，火曰荧惑，土曰镇星，金曰太白，水曰辰星。

五星运行，以二十八宿为区划。五星运行，各有出没时节。一般按木、火、土、金、水的顺序相继出现于北极天空，每星各行72天，五星运行合周天360度。木火土三星轨道大而在外，恰合乾策216之数；金水二星轨道小而在内，恰合坤策144之数。

古人又据五星定时出没规律，构成河图。

水星：每天子时（一时）、巳时（六时）现于北方；每月逢初一、初六、十一、十六、二十一、二十六，日月会水星于北方；每年逢六月、十一月，黄昏时见于北方。故曰：天一生水，地六成之。

火星：每天丑时（二时）、午时（七时）现于南方；每月逢二、七，日月会火星于南方；每年逢二月、七月，黄昏时见于南方。故曰：地二生火，天七成之。

木星：每天寅时（三时）、未时（八时）现于东方。每月逢三、八，日月会木星于东方；每年逢三月、八月，黄昏时见于东方。故曰：天三生木，地八成之。

金星：每天卯时（四时）、申时（九时）现于西方；每月逢四、九，日月会金星于西方；每年逢四月、九月，黄昏时见于西方。故曰：地四生金，天九成之。

土星：每天辰时（五时）、酉时（十时）现于中央；每月逢五、十，日月会土星于中央；每年逢五月、十月，黄昏时见于天中。故曰：天五生土，地十成之。

2. 五炁相生演生万物

河图顺转相生是阴阳盛衰转换的基本模式，按五行相生规律进行。

北方一、六冬季肾水，生东方三、八春季肝木；

东方三、八春季肝木，生南方二、七夏季心火；

南方二、七夏季心火，生中央五、十长夏脾土；

中央五、十长夏脾土，生西方四、九秋季肺金；

西方四、九秋季肺金，生北方一、六冬季肾水。

河图生成模式正与百谷草木的生长化收藏契合，即春生、夏长、长夏化、秋收、冬藏。

木火金水列于东、西、南、北四正位，土居于中。这就是河图展现四象五行阵图的本源。

其生成数之寓意颇深。即生数代表五行气象，五炁形成以太阳为主导；成数代表五行物质，五质形成以太阴为主导。木炁与土五相合，生成木；火炁与土五相合生成火；金炁与土五相合生成金；水炁与土五相合生成土。故“土”如地球，万物只有结合、依赖地球之土炁，方能成物。故土居于中为枢纽，而主导五行万物之生死盛衰。此即《素问·太阴阳明论》指出的“帝曰：脾不主时，何也。岐伯曰：脾者土也，治中央，常以四时长四藏，各十八日寄治，不得独主于时也。脾藏者，常著胃土之精也，土者，生万物而法天地，故上下至头足，不得主时也”。

夏天 南方火
地二生火 天七成之
在天为热 在地为火
地二指热炁天七指火焰

春天
东方木
天三生木
地八成之
在天为风
在地为木
天三指风炁
地八指草木

中央脾土
天五生土 地十成之
在天为湿 在地为土
天五指湿炁 地十指土地

秋天
西方金
地四生金
天九成之
在天为燥
在地为金
地四指燥炁
天九指金质

冬天 北方水
天一生水 地六成之
在天为风 在地为水
天一指水炁 地六指寒水

图 22 四象五行自然天象图

《素问·天元纪大论》概之曰：“神在天为风，在地为木；在天为热，在地为火；在天为湿，在地为土；在天为燥，在地为金；在天为寒，在地为水。故在天为气，在地成形，形气相感，而化生万物矣。”又：“然天地者，万物之上下也。左右者，阴阳之道路也。水火者，阴阳之征兆也。金木者，生长之终始也。”更明确点出了五行气象与五行质材之间的辩证关系，揭示了左侧肝木升发之炁，与右侧肺金肃降之炁，共同构成了整个太极圆运动的左右两条主要的升降道路。南方火北方水是表达寒热阴阳象征之明证；万物生于木炁上升之春天，成熟于金炁敛降之秋天，故金木是万物生成的终点与开始。

三、洛书与四象五行阵图

洛书结构是戴九履一，左三右七，二四为肩，六八为足，五居于中。洛书九宫图是据北斗斗柄所指，从天体中找出九个方位上最明亮的星为标志，便于斗柄在天上辨认方位而形成。

中宫五星称“五帝座”，乃北极帝星之座，为五行之首，居中央而临御四方；“五帝座”下方为“北极”一星，恒居北方，以此定位；“北极”对宫南方是“天纪”九星；正东方是“河北”三星；正西方是“七公”七星；“天纪”之左是“四辅”四星；“天纪”之右是“虎贲”二星；“北极”之左是“华盖”八星；“北极”之右是“天厨”六星。

洛书九宫之数，以一、三、七、九为奇数、阳数；二、四、六、八为偶数、阴数。阳数为主，居东、南、西、北四正位，代表天气；阴数为辅，居东南、西南、西北、东北四隅，代表地气；五居中宫属土气，为五行之祖，寄旺四隅。

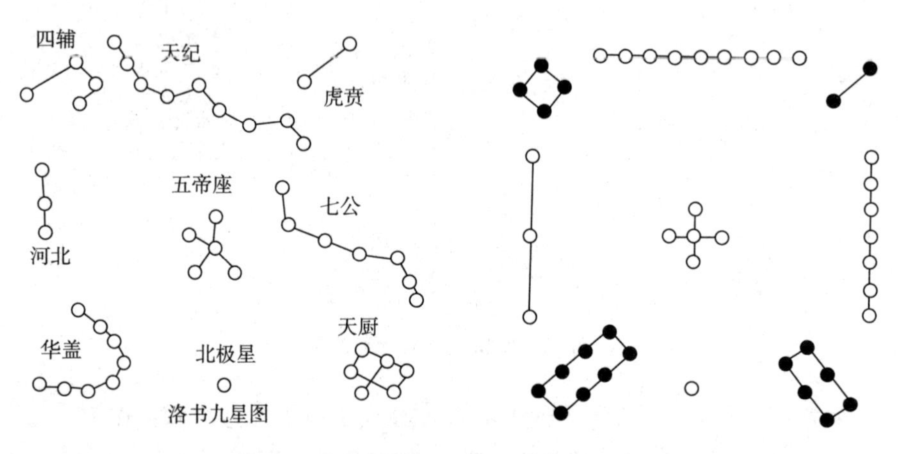

图 23 洛书天象图（左）；洛书图（右）

四、河图、洛书的意义

河图顺行生万物，生物为太阳之热散；洛书逆克成万物，成物系太阴之寒凝。

（一）河图顺生物难成

河图虽看似顺生有利万物成长，却未察觉到，第一步是生，但是第二步就是耗力克制“我所胜”，若对方旺相，可能被反侮，第三步就要被“我所不胜”克害。其寓意为，稍遇挫折即易发生衰败甚或死亡。

相生循环规律：木生火、火生土、土生金、金生水、水生木。例如，第一步是左侧东方肝木生上侧南方心火为顺生；第二步是南方心火生中央脾土。肝木所面临的将是要克制脾土，自然耗伤肝木，若脾土旺相，则肝木易被脾土反侮而受伤；第三步，中央脾土生西方右侧肺金，肝木面临肺金的克害，进一步受伤，也可能因接二连三地被害导致衰败甚至死亡。第一步上侧南方心火生中央脾土为顺生有利；第二步是西方中央脾土生西方肺金，心火面临的是要克制肺金，心火耗伤，若肺金旺相，则心火易被肺金反侮而受伤；第三步，肺金生下侧北方肾水，心火面临的肾水克害，进一步受伤，也可能因接二连三地被害导致衰败甚至死亡。第一步中央脾土生右侧西方肺金为顺生有利；第二步是肺金生下侧北方肾水。脾土面临的是要克制肾水，脾土自身耗伤，若肾水旺相，则脾土易被肾水反侮而受伤；第三步，肾水生肝木克害脾土，脾土进一步受伤，也可能因接二连三地被害导致衰败甚至死亡。第一步西方肺金生北方肾水为顺生有利；第二步，肾水生肝木，金克木，金耗伤；第三步，木生火，火克金，肺金受伤。第一步北方肾水生东方肝木为顺生有利；第二步，肝木生心火，水克火，以耗伤；第三步，火生土，土克水，肾水受伤。

这就像是“水”到“木”的家里，是父母到了儿子家中，一切顺利；到了“火”家中，“水”就要备受煎熬；如果到了“土”家里，“水”可能就要被制死了。

（二）洛书逆克万物成

洛书看似逆克不利万物生成，实则下一步则具生扶优势。

相克规律：木克土、土克水、水克火、火克金、金克木。

洛书与河图五行定位不同，表达意义相反。河图是从左向上、右、下顺行，表示五行相生规律；洛书则是从右向上、左、下的方向逆行，是以相克为特点。

洛书定位：下方肾水克右侧心火；心火克上方肺金；肺金克左侧肝木；肝木克中央脾土；脾土克下方肾水。

洛书逆转相克的意义，以“木克土”为例阐释。

木克土，按逆转顺序，接下来是土克水、水克火。土被木克，第一步看似不利。第二步，土遇到的是水，土能克水，有利；第三步，土遇到的是火，火是生土的，非常有利。这就像是一对夫妻生了一个孩子。第一步，父母亲要对这个孩子严加管教、磨炼，使之成才，这就是“木克土”。第二步，孩子长大了，给他一个地盘，一个事业，让他独自治理，这就是“土克水”；第三步，有一批志同道合的人帮助孩子扩展事业，这就到了“火生土”阶段。

土克水：水克火，火克金。被克之水，遇火有益，遇金旺盛。

水克火：火克金，金克木。被克之火，遇金有益，遇木旺盛。

火克金：金克木，木克土。被克之金，遇木有益，遇土旺盛。

金克木：木克土，土克水。被克之木，遇土有益，遇水旺盛。

木克土：土克水，水克火。被克之土，遇水有益，遇火旺盛。

第二节　国医学与四象五行阵图

太极图、河图、洛书奠定了四象五行阵图的基本框架，形成了描述世上万物生死盛衰的模式图。古代先哲更将其引入医学领域，为人民的防治疾病，养生保健服务。其最早描述见于《黄帝内经》，简述于下。

一、四象五行阵图框架的形成

1. 四象五行阵图框架形成源于《内经》

《素问·金匮真言论》曰：“东方青色，入通于肝。开窍于目，藏精于肝，其病发惊骇。其味酸，其类草木，其畜鸡，其谷麦，其应四时，上为岁星，是以春气在头也。其音角，其数八，是以知病之在筋也，其味臊。

南方赤色，入通于心，开窍于耳，藏精于心，故病发在五脏，其味苦，其类火，其畜羊，其谷黍，其应四时，上为荧惑星，是以知病在脉也。其音徵，其数七，其臭焦。

中央黄色，入通于脾。开窍于口，藏精于脾，故病在舌本，其味甘，其类土，其畜牛，其谷稷，其应四时，上为镇星。是以知病之在肉也。其音宫，其数五。其臭香。

西方白色，入通于肺，开窍于鼻，藏精于肺，故病在背，其味辛，其类金，其畜马，其谷稻，其应四时，上为太白星。是以知病之在皮毛也。其数九，其臭腥。

北方黑色，入通于肾，开窍于二阴，藏精于肾，故病在谿，其味咸，

其类水，其臭彘，其谷豆，其应四时，上为辰星，是以知病之在骨也。其音羽，其数六，其臭腐。”（图24）

南方赤色，入通于心，开窍于耳，藏精于心，病发在五脏，其味苦其类火，其畜羊，其谷黍，其应四时，上为荧惑星，病在脉，其音徵，其数七，其臭焦。

东方青色，入通于肝，开窍于目，藏精于肝，其病发惊骇，其味酸，其类草木，其畜鸡，其谷麦，其应四时，上为岁星，是以春气在头也。其音角，其数八，是以知病之在筋也，其味臊

中央黄色，入通于脾。开窍于口，藏精于脾，故病在舌本，其味甘，其类土，其畜牛，其谷稷，其应四时，上为镇星。是以知病之在肉也。其音宫，其数五。其臭香。

西方白色，入通于肺，开窍于鼻藏精于肺，故病在背，其味辛，其类金，其畜马其谷稻，其应四时，上为太白星是以知病之在皮毛也，其数九，其臭腥。

北方黑色，入通于肾，开窍于二阴，藏精于肾，故病在溪，其味咸，其类水，其臭，其谷豆，其应四时，上为辰星，是以知病之在骨也。其音羽，其数六，其臭腐。

图24 《内经》四象五行脏腑功能模式图

河图的成数分别是：六为肾水，位于正下（北）；七为心火，位于正上（南）；八为肝木，位于左东（东）；九为肺金，位于右西（西）；中央土生数为五，成数为十（中央）。正与《金匮真言论》罗列的五脏、方位、数字的关系相对应。如，东方，肝，其数八；南方，心，其数七；中央土，脾，其数五；西方，肺，其数九；北方，肾，其数六。两者完全吻合地形成了这样的格局：肝木东，心火南，肺金西，肾水北，唯脾土居中。

2. 脾土居中源于《内经》

《内经》为什么要把脾土放在中央位置？请看《素问·六节藏象论》的论述：“帝曰：藏象何如？岐伯曰：心者，生之本，神之变也；其华在面，其充在血脉，为阳中之太阳，通于夏气。肺者，气之本，魄之处也；其华在毛，其充在皮，阳中之太阴，通于秋气。肾者，主蛰，封藏之本，精之处也；其华在发，其充在骨，为阴中之少阴，通于冬气。肝者，罢极之本，魂之居也；其华在爪，其充在筋，以生血气，其味酸，其色苍，此为阳中之少阳，通于春气。脾、胃、大肠、小肠、三焦、膀胱者，仓廪之本，营之居也名曰器，能化糟粕，转味而入出者也；其华在唇四白，其充

在肌，其味甘，其色黄，此至阴之类，通于土气。”

又《太阴阳明论》曰：“帝曰：脾不主时，何也。岐伯曰：脾者土也，治中央，常以四时长四藏，各十八日寄治，不得独主于时也。脾藏者，常著胃土之精也，土者，生万物而法天地，故上下至头足，不得主时也。”

南方 夏 火 气
心者，生之本，神之变；其华在面，其充在血脉，为阳中之太阳，通于夏气。

东方春
木气
肝者，罢极之本，魂之居也；其华在爪，其充在筋，以生血气，其味酸，其色苍，此为阳中之少阳，通于春气。

中央 长夏 土脾、胃、大肠、小肠、三焦、膀胱者，仓廪之本，营之居也名曰器，能化糟粕，转味而入出者也。其华在唇四白，其充在肌，其味甘，其色黄，此至阴之类，通于土气

西方 秋
金气
肺者，气之本，魄之处也：其华在毛，其充在皮，阳中之太阴，通于秋气。

北方 冬 水气
肾者，主蛰，针藏之本，精之处也：其华在发，其充在骨，为阴中之少阴，通于冬气。

图 25 《内经》四象五行脾居于中模式图

梳理本段文意可得出：心者，神之变，通于夏气；肺者，魄之处，通于秋气；肾者，精之处，通于冬气；肝者，魂之居，通于春气。都与河图、《金匮真言论》的春夏秋冬四季、东西南北四方、木火金水四象、肝心肺肾四脏、魂神魄精四神、八七九六四数相吻合，中央皆为脾土。

二、《黄帝内经》运用“四象五行阵图”模式举隅

《黄帝内经》162 篇，凡是涉及五脏六腑医理者，皆可以四象五行阵图模式论述，举隅于下。

（一）人生如四季，也分四阶段

《素问·上古天真论篇第一》：“丈夫八岁，肾气实，发长齿更；二八，肾气盛，天癸至，精气溢泻，阴阳和，故能有子；三八，肾气平均，筋骨劲强，故真牙生而长极；四八，筋骨隆盛，肌肉满壮；五八，肾气衰，发堕齿槁；六八，阳气衰竭于上，面焦，发鬓颁白；七八，肝气衰，筋不能

动，天癸竭，精少，肾脏衰，形体皆极；八八，则齿发去。肾者主水，受五脏六腑之精而藏之，故五脏盛，乃能泻。今五脏皆衰，筋骨解堕，天癸尽矣，故发鬓白，身体重，行步不正，而无子耳。”

这是论述男子一生经历的八个时段。以先天六十四卦圆形天象图为模式，则简单易懂。

从天人相应角度而论。一年有四时八节，人的一生也有四大时段，八个节段。例如，以冬至、夏至的连线可将一年分为上半年、下半年。冬至节，太阳从南回归线向北运动，离地球越来越近，对地球光照日渐增加，天气渐热，这是阳长阴减的过程；到夏至节，太阳开始向南回归线运动，离地球越来越远，对地球光照逐渐减弱，天气越来越冷，这是阴增阳减的过程。春分节，昼夜阴阳均等，但从春分节始，阳开始增强，阴开始减弱；秋分节，昼夜阴阳均等，自秋分始，白天时间开始减少，夜晚时间增长。这是一年里阴阳消长的四个时段。

再看人的一生。从孕育胎儿的地雷复卦开始（相当于冬至节）到出生后十五岁，是男孩子的生长发育时段；男孩十六岁（相当于春分节），具有生育能力，已是成人。这是“二八，肾气盛，天癸至，精气溢泻，阴阳和，故能有子”的时段。从十六岁的天火同人卦到三十一岁的乾天大卦，这是人到中年“四八，筋骨隆盛，肌肉满壮”的壮盛时段（相当于夏至节）。从天风姤卦的阳数第二个，三十一岁开始，阳开始减少，阴开始增加，到地水师卦，阳数又到了十六（相当于秋分节），这是到了“六八，阳气衰竭于上，面焦，发鬓颁白”的衰老时段。从阳数四十八开始到六爻皆阴，阳数为零的坤卦（相当于冬至节），这就是到了“八八，则齿发去。肾者主水，受五脏六腑之精而藏之，故五脏盛，乃能泻。今五脏皆衰，筋骨解堕，天癸尽矣，故发鬓白，身体重，行步不正，而无子耳”的机体生命终结的衰老死的最后时段。

这就是内经描述的“人生四象”。先天六十四卦圆形天象图，可以做为世界上所有动物的生长壮老死、植物的生长化收藏等等的生死盛衰模式图，不过周期的长短不同而已。如女孩则当以“七”为律，如“二七，而天癸至，任脉通，太冲脉盛，月事以时下，故有子”，在卦为天火同人，在季节为春分；“四七，筋骨坚，发长极，身体盛壮”，在卦为乾天大卦，在季节为夏至；“六七，三阳脉衰于上，面皆焦，发始白”，在卦为地水师，在季节为秋分；“七七，任脉虚，太冲脉衰少，天癸竭，地道不通，故形坏而无子也”，在卦为六爻皆阴的坤卦，在季节为冬至。即使是庄子形容的“朝菌不知晦朔，蟪蛄不知春秋”的短命生物，亦可以此为生命过程的模式。

（二）四季调神养生与四象

《素问·四季调神大论》：“春三月，此为发陈。天地俱生，万物以荣，夜卧早起，广步于庭，被发缓形，以使志生，生而勿杀，予而勿夺，赏而勿罚，此春气之应，养生之道也；逆之则伤肝，夏为实寒变，奉长者少。

夏三月，此为蕃秀。天地气交，万物华实，夜卧早起，无厌于日，使志勿怒，使华英成秀，使气得泄，若所爱在外，此夏气之应，养长之道也；逆之则伤心，秋为痎疟，奉收者少，冬至重病。

秋三月，此谓容平。天气以急，地气以明，早卧早起，与鸡俱兴，使志安宁，以缓秋刑，收敛神气，使秋气平，无外其志，使肺气清，此秋气之应，养收之道也；逆之则伤肺，冬为飧泄，奉藏者少。

冬三月，此为闭藏。水冰地坼，勿扰乎阳，早卧晚起，必待日光，使志若伏若匿，若有私意，若已有得，去寒就温，无泄皮肤，使气极夺。此冬气之应，养藏之道也；逆之则伤肾，春为痿厥，奉生者少。”（图 26）

南　火气浮
夏三月天地气交万物华实，夜卧早起使志勿怒使气得泄，此夏气养长之道也；逆之则伤心秋为痃疟奉收者少冬至重病

东　水气升
春三月天地俱生万物以以荣，夜卧早起广步于庭，披发缓形，生而勿杀，予而勿夺，养生之道也；逆之则伤肝，夏为实寒变，奉长者少。

中央长夏脾升胃降运转

西　金气降
秋三月天气以急地气以明早卧早起使志安宁收敛神气，使秋气平使肺气清，此秋气养收之道也；逆之则伤肺冬为飧泄奉藏者少

北　水气沉
冬三月闭藏勿扰阳，早卧晚起待日光，光寒就温勿泄汗泄此冬气养藏之道也；逆之则伤肾春为痿厥牵扯生者少。

图 26　四象五行阵之四季养生

（三）四时之气，更伤五脏

《素问·生气通天论》："四时之气，更伤五脏。阴之所生，本在五味；阴之五宫，伤在五味。是故味过于酸，肝气以津，脾气乃绝。味过于咸，大骨气劳，短肌，心气抑。味过于甘，心气喘满，色黑，肾气不衡。味过于苦，脾气不濡，胃气乃厚。味过于辛，筋脉沮弛，精神乃央。是故谨和五味，骨正筋柔，气血以流，腠理以密，如是则骨气以精。谨道如法，长有天命。"（图27）

南方夏
心火气浮，味过于苦，
脾气不濡，胃气乃厚。
（火能生土，火多土焦）

东方春
肝木气升，
味过于酸，
肝气以津，
脾气乃绝。
（乘克脾土）

中央长夏
四时之气更伤五脏
阴之所生本在五味
阴之五宫伤在五味
味过于甘心气喘满
色黑肾气不衡。
（脾土乘克肾水）

西方秋
肺金气降
味过于辛
筋脉沮弛
精神乃央。
（乘克肝木）

北方冬 水气沉
味过于咸，大骨气劳，
短肌（侮脾土），
心气抑（乘克心火）。

图27 四象五行阵之四时之气更伤五脏

1. 四时之气，更伤五脏

春天肝木气升，夏天心火气浮，秋天肺金气降，冬天肾水气沉，比喻肝心肺肾四脏之气的平衡协调犹如一年四时之气象。若四时之气正常，则万物生长繁茂，若有太过不及，万物病矣！四脏亦然。简述于下。

春天肝木温热升发之气太过：一、扰动肺金肃降之气，令肺气不降而生喘咳；二、温升太过，令肺不收敛而生痰湿，是为肝木太过反侮肺金；三、木升太过，令中州脾升太过，胃降不及而上逆为呕哕之患，是为肝木太过乘克脾土。

夏天心火上炎煊通之气太过：一、搅动沉寂凝静肾水，令肾气不固，肾精漏泄；煊通太过，令滤过功能降低，血尿、蛋白尿等病易发，此为心火太过反侮肾水；二、心火太过，扰动肺金凉降功能，令肺气上逆而为热喘，此为心火太过乘克肺金。

秋天肺金凉降收敛之气太过：一、抑制心火升浮煊通之能，令心气虚，胸闷气短，乏力懒言，功能低下，是为肺金太过反侮心火；二、肺金敛降之气太过，使肝木升发舒达之气受制，则易致肝郁气滞诸疾，此为肺金太过乘克肝木。

冬天肾水沉寂封藏之气太过：一、冰封千里，脾土受寒，脾阳不升，则生飧泄，长期洞泄，完谷而下，此为肾水太寒，反侮脾土；二、肾水太寒，冱熄心火，心阳虚阴寒盛，心脉瘀滞，冠心诸病易作，此为肾水太寒乘克心火。

此即四时之气更伤五脏要义。

2. 阴生五味，五味更伤五藏

“阴之所生，本在五味；阴之五宫，伤在五味”。

酸入肝，苦入心，甘入脾，辛入肺，咸入肾。此为正常五味入五脏。若五味太过，则可更相伤害五藏。此言“五宫”者，即扩大了殃及范围，不局限于五藏，凡五藏所属领域，如六腑、经络、五官九窍、四肢百骸、皮毛筋骨等，皆有可能波及。

（1）酸入肝

“味过于酸，肝气以津，脾气乃绝”。

酸有收敛之性。肝体阴用阳，藏血而主升发。若其升发太过，肝气亢盛，则当食酸以敛之。一、若食酸太过，肝升发之气不足，导致脾气升清功能低下，则易病足太阴脾的腹满撑胀，甚或泄利清谷；二、肺主气，司呼吸，依赖于肺的宣发肃降功能，宣发时清气吸入，胸腔扩大，肃降时肺气呼出，胸腔收缩。肺气的宣发要仰仗肝气升发，今肝因过食酸味，肝升发之气不足，则肺宣发功能也受影响，终至胸闷气涨气肿病作。

（2）苦入心

“味过于苦，脾气不濡，胃气乃厚”。（按：本句有争议，《太素》认为应为“味过于甘，脾气濡，无不字”，疑为错简。）

苦具坚阴泻下之功。夏天火气旺盛上炎，天降泄雨水而制暑热。使热不太过而伤害万物。心火亦然。倘若过食苦味，一、心阳虚不能生物，脾土为心火之子，故脾土黏湿而不爽，脾之运化乏力，故脾多病；二、心、脾阳皆虚，肾水无阳温煦则肾阳虚病作，男子可有阳痿不举、腰膝寒凉，女子可有寒湿带下、月经滞后等症候。

（3）甘入脾

“味过于甘，心气喘满，色黑，肾气不衡”。（按：《太素》本句“甘”当“苦”解。）

甘性缓，入脾。脾居四脏之中，脾偕肝木以升，入心养血；胃携肺金以降，入肾养精。脾胃司中枢之职，令四脏五炁协调，生养机体，为人生之大要。倘若过食甘味，则脾土运化功能迟滞。一、脾土自病；二、甘缓太过，则抑制肝木升发之气，令肝病郁滞。水流动方为活水而生物，水之活动，也须脾土运化，今脾不运化，水为冰冱，痞塞肿瘤诸病易生；三、土生万物，土病则四脏皆可因之致病。

（4）辛入肺

“味过于辛，筋脉沮弛，精神乃央”。

辛性散，入肺。肺司呼吸，主皮毛。辛味助呼，酸味助吸。秦椒味辛，食之可令人辣出汗，乌梅味酸，服食再多也不可能使人出汗，其理明矣。所以酸与辛是一对矛盾的统一体。是调节肝肺功能的重要一环。一、过食辛者，腠理不固，其人易汗；二、过辛伤肝，肝主筋，故“筋脉沮弛”；汗为心液，又主神明，故汗多伤心，而致“精神乃央”。

（5）咸入肾

“味过于咸，大骨气劳，短肌，心气抑”。

咸能软坚，可以降低冰雪的凝固点（在冰雪天气，路上撒盐，可以使冰雪速融为水）。肾小球里过滤血液的入球、出球小动脉，管腔极细，血中稍有杂质，即对血液循环流通构成威胁。咸味入血，降低了血液的凝固点，较高的保证了血、精的液化程度，使血流畅通。倘若“味过于咸”，将会增加血液的比重，改变血液的质量，即可发生，一、因肾主骨髓，故可出现“大骨气劳”的肾系统病患；二、逆向反侮脾土，出现“短肌”的脾胃症候；三、顺向乘克心火，导致“心气抑”之候。

（四）四时之胜，五风之病

《金匮真言论》曰：“所谓得四时之胜者，春胜长夏，长夏胜冬，冬胜夏，夏胜秋，秋胜春，所谓四时之胜也。东风生于春，病在肝，俞在颈项；南风生于夏，病在心，俞在胸肋；西风生于秋，病在肺，俞在肩背；北风生于冬，病在肾，俞在腰股；中央为土，病在脾，俞在脊。故春气者，病在头；夏气者，病在脏；秋气者，病在肩背；冬气者，病在四肢。故春善病鼽衄，夏善病胸胁，长夏善病洞泄寒中，秋善病风疟，冬善痹厥。故冬不按跷，春不鼽衄；春不病颈项，仲夏不病胸胁；长夏不病洞泄寒中，秋不病风疟，冬不病痹厥，飧泄而汗出也。”

南方夏　长夏胜冬
南风生于夏，病在心，俞在胸胁。夏气者，病在脏。仲夏善病胸胁

东方春
春胜长夏
东风生于春，病在肝，俞在颈项。春气者，病在头。故春善病鼽衄

中央长夏　长夏胜冬
中央为土，病在脾，俞在脊。长夏善病洞泄寒中

西方秋
秋胜春
西风生于秋，病在肺，俞在肩背。秋气者，病在肩背。秋善病风疟

北方冬　冬胜夏
北风生于冬病在肾，俞在腰股；冬气者，病在四肢　冬善痹厥

图 28　四象五行阵之四时之胜、五风之病

（五）天有四时五行，人有五脏化五气

《阴阳应象大论》曰：“天有四时五行，以生长收藏，以生寒暑燥湿风。人有五脏化五气，以生喜怒悲忧恐。”

南方夏
南方生热，热生火，火生苦，苦生心，其在天为热，在地为火，在体为脉，在脏为心

东方春
东方生风，风生木，木生酸，酸生肝，其在天为玄，在人为道，在地为化。化生五味，道生智，玄生神，神在天为风，在地为木，在体为筋，在脏为肝

中央长夏
中央生湿，湿生土，土生甘，甘生脾，其在天为湿，在地为土，在体为肉，在脏为脾

西方秋
西方生燥，燥生金，金生辛，辛生肺，其在天为燥，在地为金，在体为皮毛，在脏为肺

北方冬
北方生寒，寒生水，水生咸，咸生肾，其在天为寒，在地为水，在体为骨，在脏为肾

图 29　四象五行阵之四时五行化藏气

"东方生风，风生木，木生酸，酸生肝，肝生筋，筋生心，肝主目。其在天为玄，在人为道，在地为化。化生五味，道生智，玄生神。神在天为风，在地为木，在体为筋，在脏为肝，在色为苍，在音为徵，在声为呼，在变动为握，在窍为目，在味为酸，在志为怒。怒伤肝，悲胜怒，风伤筋，燥胜风，酸伤筋，辛胜酸。

南方生热，热生火，火生苦，苦生心，心生血，血生脾，心主舌。其在天为热，在地为火，在体为脉，在脏为心，在色为赤，在音为征，在声为笑，在变动为忧，在窍为舌，在味为苦，在志为喜。喜伤心，恐胜喜，热伤气，寒胜热，苦伤气，咸胜苦。

中央生湿，湿生土，土生甘，甘生脾，脾生肉，肉生肺脾主口。其在天为湿，在地为土，在体为肉，在脏为脾，在色为黄，在音为宫，在声为歌，在变动为哕，在窍为口，在味为甘，在志为思。思伤脾，怒胜思，湿伤肉，风胜湿，甘伤肉，酸胜甘。

西方生燥，燥生金，金生辛，辛生肺，肺生皮毛，皮毛在肾，肺主鼻。其在天为燥，在地为金，在体为皮毛，在脏为肺，在色为白，在音为商，在声为哭，在变动为咳，在窍为鼻，在味为辛，在志为忧。忧伤肺，喜胜忧，热伤皮毛，寒胜热，辛伤皮毛，苦胜辛。

北方生寒，寒生水，水生咸，咸生肾，肾生骨髓，髓生肝，肾主耳。其在天为寒，在地为水，在体为骨，在脏为肾，在色为黑，在音为羽，在声为呻，在变动为栗，在窍为耳，在味为咸，在志为恐。恐伤肾，思胜恐，寒伤血，燥胜寒，咸伤血，甘胜咸。"

（六）五脏六腑十二官

《灵兰秘典论》曰："黄帝问曰：愿闻十二脏之相使，贵贱何如？岐伯对曰：悉乎哉问也。请遂言之！心者，君主之官也，神明出焉。肺者，相傅之官，治节出焉。肝者，将军之官，谋虑出焉。胆者，中正之官，决断出焉。膻中者，臣使之官，喜乐出焉。脾胃者，仓廪之官，五味出焉。大肠者，传道之官，变化出焉。小肠者，受盛之官，化物出焉。肾者，作强之官，伎巧出焉。三焦者，决渎之官，水道出焉。膀胱者，州都之官，津液藏焉，气化则能出矣。凡此十二官者，不得相失也。"

南方夏火
心者，君主之官，神明出焉。
小肠者，受盛之官，化物出焉。
膻中者，臣使之官，喜乐出焉

东方春木
肝者，将军之官，谋虑出焉。胆者，中正之官，决断出焉

中央长夏
土脾胃者，仓廪之官，五味出焉

西方秋金
肺者，相傅之官，治节出焉。大肠者，传道之官，变化出焉

北方冬水
肾者，作强之官，伎巧出焉。三焦者，决渎之官，水道出焉。膀胱者，州都之官，津液藏焉，气化则能出矣

图 30 四象五行阵之五脏六腑十二官

（七）四象五藏，脾率六腑居中州

《六节藏象论》："岐伯曰：五日谓之候，三候谓之气，六气谓之时，四时谓之岁，而各从其主治焉。五运相袭而皆治之，终期之日，周而复始，时立气布，如环无端，候亦同法。故曰不知年之所加，气之盛衰，虚实之所起，不可以为工矣。

帝曰：五运之始，如环无端，其太过不及如何？岐伯曰：五气更立，各有所胜，盛虚之变，此其常也。帝曰：平气何如？岐伯曰，无过者也。帝曰：太过不及奈何？岐伯曰：在经者也。

帝曰：何谓所胜？岐伯曰：春胜长夏，长夏胜冬，冬胜夏，夏胜秋，秋胜春，所谓得五行时之胜，各以气命其脏。

帝曰：何以知其胜？岐伯曰：求其至也，皆归始春，未至而至，此谓太过，则薄所不胜，而乘所胜也，命曰气淫。不分邪僻内生，工不能禁。至而不至，此谓不及，则所胜妄行，而所生受病，所不胜薄之也，命曰气迫。所谓求其至者，气至之时也。谨候其时，气可与期，失时反候，五治不分，邪僻内生，工不能禁也。

帝曰：有不袭乎？岐伯曰：苍天之气，不得无常也。气之不袭是谓非常，非常则变矣。

帝曰：非常而变奈何？岐伯曰：变至则病，所胜则微，所不胜则甚。因而重感于邪则死矣，故非其时则微，当其时则甚也。

帝曰：善。余闻气合而有形，因变以正名。天地之运，阴阳之化，其于万物孰少孰多，可得闻乎？岐伯曰：悉哉问也，天至广，不可度，地至大，不可量。大神灵问，请陈其方。草生五色，五色之变，不可胜视，草生五味，五味之美不可胜极，嗜欲不同，各有所通。天食人以五气，地食人以五味。五气入鼻，藏于心肺，上使五色修明，音声能彰；五味入口，藏于肠胃，味有所藏，以养五气，气和而生，津液相成，神乃自生。

帝曰：藏象何如？岐伯曰：心者，生之本，神之变也；其华在面，其充在血脉，为阳中之太阳，通于夏气。肺者，气之本，魄之处也；其华在毛，其充在皮，为阳中之太阴，通于秋气。肾者，主蛰，封藏之本，精之处也；其华在发，其充在骨，为阴中之少阴，通于冬气。肝者，罢极之本，魂之居也；其华在爪，其充在筋，以生血气，其味酸，其色苍，此为阳中之少阳，通于春气。脾、胃、大肠、小肠、三焦、膀胱者，仓廪之本，营之居也，名曰器，能化糟粕，转味而入出者也；其华在唇四白，其充在肌，其味甘，其色黄，此至阴之类，通于土气。”

南方夏火
心者，生之本神之变也；其华在面，其充在血脉，为阳中之太阳，通于夏气

东方春木
肝者，罢极之本，魂之居也；其华在爪，其充在筋，以生血气，其味酸，其色苍，此为阳中之少阳，通于春气

中央长夏土
脾、胃、大肠、小肠、三焦、膀胱者，仓廪之本，营之居也，名曰器，能化糟粕，转味而入出者也；其华在唇四白，其充在肌，其味甘，其色黄，此至阴之类，通于土气。

西方秋金
肺者，气之本，魄之处也；其华在毛，其充在皮，为阳中之太阴，通于秋气

北方冬水
肾者，主蛰，针藏之本，精之处也；其华在发，其充在骨，为阴中之少阴，通于冬气

图 31　四象五行阵之四象五藏脾病六腑居中州

（八）五藏之主与五味之伤

《五藏生成》：“心之合脉也，其荣色也，其主肾也。肺之合皮也，其荣毛也，其主心也。肝之合筋也，其荣爪也，其主肺也。脾之合肉也，其荣唇也，其主肝也。肾之合骨也，其荣发也，其主脾也。是故多食咸则脉凝泣而变色，多食苦则皮槁而毛拔，多食辛则筋急而爪枯，多食酸则肉胝

（皱）而唇揭，多食甘则骨痛而发落。”

南方夏火
心合脉，其荣色，其主肾。
多食苦，则皮橘而毛拔

东方春木
肝合筋，
其荣爪也，
其主肺也。
多食酸，
则肉胝皱
而唇揭

中央长夏土
脾合肉，其荣唇，其主肝。
多食甘，则骨病而发落

西方秋金
肺合皮，
其荣毛也，
其主心也。
多食辛，
则筋急而
爪枯

北方冬水
肾合骨，其荣发，
其主脾。多食咸，
则脉凝泣而变色

图 32　四象五行阵之五主五味克伤之变

1. 肾为心之主，多食苦伤肺

（1）肾为心之主

心为火，肾为水，肾水克制心火故为心之主。

以五行气象论：心属火，合血脉，其性煊通。若火炁太盛燔灼炎上，则当以水炁寒冷凉降之功收敛其炎上火炁，迫其下行，恢复其煊通血脉的作用。

以生理解剖言：肾小球过滤血液，弃其糟粕，择取血中之精，上注于心，使心血清新洁净，实为心生血之主宰，故曰“肾为心之主”。

（2）多食苦伤肺

“多食苦，则皮槁而毛拔”。肺主皮毛，皮毛槁枯脱拔为伤肺之候。

苦味功在坚阴泻下。水为血中之液，水泄多则血量少，血量少则血液稠厚而流通不畅。皮毛为血流之末，今血液稠厚渗透力弱，润养皮毛无力，故有“皮槁而毛拔”之患。

2. 心为肺之主，多食辛伤肝

（1）心为肺之主

心火克制肺金，故曰心为肺之主。

以五行气象论：心为火其气升浮煊通，肺属金其气收敛凉降，若肺之肃降太过，宣发失职，当以心火煊通之力助之，恢复其宣发肃降功能。

以生理解剖言：肺主气，司呼吸，意在以自然界清气更换血中浊气，把静脉血变为动脉血。肺中之血来源于右心，流注于左心，肺中气血的来去皆由心脏控制，故曰“心为肺之主”。

（2）多食辛伤肝

辛主散，辛味本入肺，助肺宣发之能，若食太过，则加速肝木之气的强力升腾。肝藏血柔筋主爪，令血中气悍，扰动藏血，致令筋伤，故曰“多食辛则筋急而爪枯”。

3. 脾为肾之主，多食咸伤心

（1）脾为肾之主

脾属土，肾属水，脾土克制肾水，故曰脾为肾之主。

水炁寒凉，沉寂不动，须赖土炁运化转动，方为活水，活水才能生物。脾居中州，统六腑而主运化，倘若脾不能运化水谷，汲取精微，则精血化生无源，故脾统精血，而为肾水之主。

（2）多食咸伤心

咸入血水，降低血凝节点，令血液黏稠，血液质量改变，血流速度异常，故易发生“多食咸，则脉凝泣而变色”的心脑血管病变等，此也是水克火之证。

4. 肺为肝之主，多食酸伤脾

（1）肺为肝之主

肺属金，肝属木，肺金克制肝木，故肝之主为肺。

春天温暖，木炁升发，秋天凉寒，金炁敛降，为五炁之常。肝木升腾之气太过，须赖金炁凉降，使之恢复正常，此即肺为肝之主宰的真谛。

（2）多食酸伤脾

酸入肝，主收敛。脾主运化，实为脾气升胃气降的循环往复运动，催动肝心气升浮、金水气降沉的整体气机运动。今食酸太过，肝木升发之气被抑，木郁被遏，累及脾土运化功能，故曰“多食酸，则肉胝（皱）而唇揭”，脾主肉，主唇四白之故也。

5. 肝为脾之主，多食甘伤肾

（1）肝为脾之主

肝属木，脾属土，肝木克制脾土，故主宰脾土的是肝木。

脾气升胃气降，虽位居中央为枢纽，也要受到木气升金气降之气机的影响，倘若木炁升发的太过、不及，均可累及脾主运化的功能，故主宰脾土运化功能的是肝木的升发疏泄之气。

（2）多食甘伤肾

甘入脾，甘味缓。脾主运化，当从容不迫，稳步进行，不宜太急太缓，太急者，则易患诸如肠蠕动亢进而腹泻，太缓者，则易致肠蠕动缓慢而便秘。今甘味过多，脾运减慢，寒凉之水，未得脾阳温运，则为冰冱，故曰“多食甘，则骨痛而发落”。因肾主骨髓，主藏精，精血互化，“发为血之余”之故。

（九）针灸药导砭，五法始五方

《异法方宜论》曰：“黄帝问曰：医之治病也，一病而治各不同，皆愈何也？岐伯对曰：地势使然也。

故东方之域，天地之所始生也。鱼盐之地，海滨傍水，其民食鱼而嗜咸，皆安其处，美其食。鱼者使人热中，盐者胜血，故其民皆黑色疏理，其病皆为痈疡，其治宜砭石，故砭石者亦从东方来。

南方夏火
阳盛雾露湿聚，
多病挛痹，故九
针源南方

东方春木
海滨鱼咸，
病多痈瘴，
其治砭石，
砭石刮痧源
东方

中央长夏土
民食杂不劳，病多痿厥寒
热，治以导引按跷

西方秋金
金玉砂石，
民食脂肥，
体强难伤，
病生于内，
治宜毒药，
故毒药从
西方来

北方冬水
闭藏，地高风寒冰
洌，藏生寒病，治
宜灸芮，故灸芮源
北方

图33 四象五行阵之针灸药导砭五法出五方

西方者，金玉之域，沙石之处，天地之所收引也。其民陵居而多风，水土刚强，其民不衣而褐荐，其民华食而脂肥，故邪不能伤其形体，其病生于内，其治宜毒药，故毒药者亦从西方来。

北方者，天地所闭藏之域也。其地高陵居，风寒冰洌，其民乐野处而乳食，脏寒生满病，其治宜灸焫，故灸焫者亦从北方来。

南方者，天地所长养，阳之所盛处也。其地下，水土弱，雾露之所聚也。其民嗜酸而食胕，故其民皆致理而赤色，其病挛痹，其治宜微针，故九针者亦从南方来。

中央者，其地平以湿，天地所以生万物也众。其民食杂而不劳，故其病多痿厥寒热，其治宜导引按跷，故导引按跷者亦从中央出也。

故圣人杂合以治，各得其所宜，故治所以异而病皆愈者，得病之情，知治之大体也。”

本章节述及针、灸、药、导、砭石刮痧五种常用的治疗技法源于东西南北中五方的机理，皆具四象五行阵图模式。

（十）脉应四时，梦应五藏

1. 脉应四时

《脉要精微论》：“帝曰：脉其四时动奈何？知病之所在奈何？知病之所变奈何？知病乍在内奈何？知病乍在外奈何？请问此五者，可得闻乎。岐伯曰：请言其与天运转大也。万物之外，六合之内，天地之变，阴阳之应，彼春之暖，为夏之暑，彼秋之忿，为冬之怒，四变之动脉与之上下，以春应中规，夏应中矩，秋应中衡，冬应中权。是故冬至四十五日阳气微上，阴气微下，夏至四十五日阴气微上，阳气微下，阴阳有时，与脉为期，期而相失，知脉所分，分之有期，故知死时。微妙在脉，不可不察，察之有纪，从阴阳始，始之有经，从五行生，生之有度，四时为宜，补泻勿失，与天地如一，得一之情，以知死生。

南方夏火
为夏之暑，夏应中矩，夏日在肤，泛泛乎万物有余

东方春木
春之暖，为夏之暑，春应中规，春日浮，如鱼游在波

中央长夏土
万物之外六合之内天地之变，阴阳之应。彼春之暖为夏之暑，彼秋之忿为冬之怒，四变之动脉随上下。阴阳有时与脉为期，期而相失知脉所分。分之有期，故知死时。微妙在脉不可不察

西方秋金
秋之忿，为冬之怒，秋应中衡，秋日下肤，蛰虫将去

北方冬水
为冬之怒，冬应中权，冬日在骨，蛰虫周密，君子居室

图 34　四象五行阵之脉应四时

是故持脉有道，虚静为保。春日浮，如鱼之游在波；夏日在肤，泛泛

乎万物有余；秋日下肤，蛰虫将去；冬日在骨，蛰虫周密，君子居室。故曰：知内者按而纪之，知外者终而始之，此六者持脉之大法。

心脉搏坚而长，当病舌卷不能言；其软而散者，当消环自已。肺脉搏坚而长，当病唾血；其软而散者，当病灌汗，至今不复散发也。肝脉搏坚而长，色不青，当病坠若搏，因血在胁下，令人喘逆；其软而散色泽者，当病溢饮，溢饮者，渴暴多饮，而易入肌皮肠胃之外也。胃脉搏坚而长，其色赤，当病折髀，其耎而散者，当病食痹。脾脉搏坚而长，其色黄，当病少气；其耎而散色不泽者，当病足骨䯒肿，若水状也。肾脉搏坚而长，其色黄而赤者，当病折腰；其软而散者，当病少血至今不复也。

帝曰：诊得心脉而急，此为何病，病形何如？岐伯曰：病名心疝，少腹当有形也。帝曰：何以言之？岐伯曰：心为牡脏，小肠为之使，故曰少腹当有形也。帝曰：诊得胃脉，病形何如？岐伯曰：胃脉实则胀，虚则泄。

帝曰：病成而变何谓？岐伯曰：风成为寒热，瘅成为消中，厥成为巅疾，久风为飧泄，脉风成为疠，病之变化，不可胜数。帝曰：诸痈肿筋挛骨痛，此皆安生？岐伯曰：此寒气之肿，八风之变也。帝曰：治之奈何？岐伯曰：比四时之病，以其胜治之愈也。

帝曰：有故病五脏发动，因伤脉色，各何以知其久暴至之病乎？岐伯曰：悉乎哉问也，征其脉小色不夺者，新病也；征其脉不夺其色夺者，此久病也；征其脉与五色俱夺者此久病也；征其脉与五色俱不夺者新病也。肝与肾脉并至，其色苍赤，当病毁伤不见血，已见血湿若中水也。尺内两旁则季胁也，尺外以候肾，尺里以候腹。中附上左外以候肝，内以候鬲，右外以候胃，内以候脾。上附上右外以候肺，内以候胸中，左外以候心，内以候膻中。前以候前，后以候后。上竟上者，胸喉中事也；下竟下者，少腹腰股膝胫足中事也。粗大者，阴不足阳有余，为热中也。来疾去徐，上实下虚，为厥巅疾。来徐去疾，上虚下实，为恶风也。故中恶风者，阳气受也。有脉俱沉细数者，少阴厥也；沉细数散者，寒热也；浮而散者为眴仆。诸浮不躁者，皆在阳，则为热；其有躁者在手，诸细而沉者，皆在阴，则为骨痛；其有静者在足。数动一代者，病在阳之脉也，泄及便脓血。诸过者切之，涩者阳气有余也，滑者阴气有余也；阳气有余为身热无汗，阴气有余为多汗身寒，阴阳有余则无汗而寒。推而外之，内而不外，有心腹积也。推而内之，外而不内，身有热也。推而上之，上而不下，腰足清也。推而下之，下而不上，头项痛也。按之至骨，脉气少者，腰脊痛而身有痹也。”

2. 梦应五藏

“是故声合五音，色合五行，脉合阴阳。是知阴盛则梦涉大水恐惧，阳盛则梦大火燔灼，阴阳俱盛则梦相杀毁伤。上盛则梦飞，下盛则梦堕。甚饱则梦予，甚饥则梦取。肝气盛则梦怒，肺气盛则梦哭。短虫多则梦聚众，长虫多则梦相击毁伤”。

	南方夏火 上盛则梦飞阳盛则梦大火燔灼	
东方春木 肝气盛则梦怒	中央长夏土 阴阳俱盛则梦相杀毁伤。甚饱则梦予，甚饥则梦取；短虫多则梦聚众，长虫多则梦相击毁伤	西方秋金 肺气盛则梦哭
	北方冬水 下盛则梦堕，阴盛则梦涉大水恐惧	

图 35　四象五行阵之梦应五脏

（十一）天人相应看脉息

1. 一息脉行四五次，正合年息四五季

《平人气象论》：“黄帝问曰：平人何如？岐伯对曰：人一呼脉再动，一吸脉亦再动，呼吸定息，脉五动，闰以太息，命日平人。平人者不病也。常以不病调病人，医不病，故为病人平息以调之为法。”

自然界一年一息形成四季、五季，太阳一次南北回归运动形成一个回归年。日月南北回归运动的终极节点是冬至、夏至。

冬至到夏至为地下阳热之气呼出时段，地下阳热之气溢出，夏至到冬至为地面上阳热之气被吸入时段，地面阳热之气被吸入地下。故天地一息形成春、夏、秋、冬四季，或者春、夏、长夏、秋、冬五季。

人之一息脉跳四次、五次，经云：“人一呼脉再动，一吸脉亦再动，呼吸定息。”是说，医者以自己呼吸为标准，查数患者脉跳动次数，一呼脉跳动两次，一吸脉也跳动两次，一呼一吸规定为一息，故一息脉搏跳动为四次。“脉五动，闰以太息，命日平人”。意为：如果一息脉跳动五次，

南方夏火
夏至一阴生，阳气吸地中

东方春木
气嘘呼而出，阳气呼出出物彰

长夏 脾土 位居中央
一年之息，形成四季五季，从冬至到夏至为呼，从夏至到冬至为吸。人之一息，形成四至五至。呼如春脉两动，吸如秋脉两动，共四动。闰动以太息，脉五动

西方秋金
气息吸而入，阳气入地万物寂

北方冬水
冬至一阳升，地下阳气呼

图 36　四象五行阵之脉息同年息

可能是呼吸时间稍长的缘故，也当视为正常人的脉律。

2. 脉律每分 72 次暗合一年 72 候

《六节藏象论》："岐伯曰：天以六六为节，地以九九制会，天有十日，日六竟而周甲，甲六覆而终岁，三百六十日法也。"此即内经倡导的，一年三百六十天的甲子历。

又："岐伯曰：五日谓之候，三候谓之气，六气谓之时，四时谓之岁，而各从其主治焉。五运相袭而皆治之，终期之日，周而复始，时立气布，如环无端，候亦同法。"这是形成一年的四时八节、二十四节气、七十二物候的依据。

一年四时八节、二十四节气、七十二物候源于甲子历。甲子历年周期 360 天，其是将地球绕日运行一周的 360 度均分，与地球自转而成的一昼夜为一日的概念不完全一致。

例如节气的划分，是根据地球在黄道（即地球绕太阳公转的轨道）上的位置变化而制定的。亦即将太阳周年运动轨迹的圆周 360 度，分成 24 等分，每一等分为 15 度，地面上就形成一个节气为 15 天的时间概念。实际上，一个节气不是 15 天，也不是 360 个小时，实际计算它的是"时刻"。例如：2019 年 3 月 5 日 23 时 25 分惊蛰；3 月 21 日 0 时 13 分是春分；4 月 5 日 4 时 20 分清明等。3 月 5 日至 3 月 21 日是 16 天；3 月 21 日 0 时 13 分的春分，到 4 月 5 日 4 时 20 分交接给清明为止，又推迟了 4 时 07 分。由此说明，一个节气 15 天，仅是约数因为甲子历中"一日"的概念并不是地球自转一周的 24 小时。

（十二）四象五行测死症

《平人气象论》：医者以平人之息，“常以不病调病人，医不病，故为病人平息以调之为法。

人一呼脉一动，一吸脉一动，日少气。

人一呼脉三动，一吸脉三动而躁，尺热曰病温，尺不热脉滑曰病风，脉涩曰痹。

人一呼脉四动以上曰死，脉绝不至曰死，乍疏乍数曰死。

平人之常气禀于胃，胃者平人之常气也，人无胃气曰逆，逆者死。

春胃微弦曰平，弦多胃少曰肝病，但弦无胃曰死，胃而有毛曰秋病，毛甚曰今病。脏真散于肝，肝脏筋膜之气也。

夏胃微钩曰平，钩多胃少曰心病，但钩无胃曰死，胃而有石曰冬病，石甚曰今病。脏真通于心，心藏血脉之气也。

长夏胃微软弱曰平，弱多胃少曰脾病，但代无胃曰死，软弱有石曰冬病，弱甚曰今病。脏真濡于脾，脾藏肌肉之气也。

秋胃微毛曰平，毛多胃少曰肺病，但毛无胃曰死，毛而有弦曰春病，弦甚曰今病。脏真高于肺，以行营卫阴阳也。

冬胃微石曰平，石多胃少曰肾病，但石无胃曰死，石而有钩曰夏病，钩甚曰今病。脏真下于肾，肾藏骨髓之气也。胃之大络。名曰虚里，贯鬲络肺，出于左乳下，其动应衣，脉宗气也。盛喘数绝者，则在病中，结而横有积矣。绝不至曰死，乳之下其动应衣，宗气泄也。

欲知寸口太过与不及，寸口之脉中手短者，曰头痛；寸口脉中手长者，曰足胫痛；寸口脉中手促上击者，曰肩脊痛；寸口脉沉而坚者，曰病在中；寸口脉浮而盛者，曰病在外；寸口脉沉而弱，曰寒热及疝瘕少腹痛；寸口脉沉而横，曰胁下有积，腹中有横积痛；寸口脉沉而涩，曰寒热。脉盛滑坚者，曰病在外；脉小实而坚者，病在内。脉小弱以涩，谓之久病；脉滑浮而疾者，谓之新病。脉急者，曰疝瘕少腹痛。脉滑曰风，脉涩曰痹，缓而滑曰热中，盛而坚曰胀。

脉从阴阳，病易已；脉逆阴阳，病难已；脉得四时之顺，曰病无他；脉反四时及不间脏，曰难已。臂多青脉曰脱血，尺脉缓涩，谓之解㑊，安卧脉盛谓之脱血，尺涩脉滑谓之多汗，尺寒脉细谓之后泄，脉尺粗常热者谓之热中。肝见庚辛死，心见壬癸死，脾见甲乙死，肺见丙丁死，肾见戊己死，是为真脏见，皆死。

颈脉动喘疾咳曰水，目裹微肿如卧蚕起之状曰水。溺黄赤安卧者黄疸，已食如饥者胃疸，面肿曰风，足胫肿曰水，目黄者曰黄疸。妇人手少阴脉动甚者，妊子也。脉有逆从四时，未有脏形。春夏而脉瘦，秋冬而脉浮大，命曰逆四时也。风热而脉静，泄而脱血脉实，病在中脉虚，病在外脉坚涩者，皆难治，命曰反四时也。

人以水谷为本，故人绝水谷则死，脉无胃气亦死。所谓无胃气者，但得真脏脉不得胃气也。所谓脉不得胃气者，肝不弦，肾不石也。太阳脉至，洪大以长；少阳脉至，乍数乍疏，乍短乍长；阳明脉至，浮大而短。

夫平心脉来，累累如连珠，如循琅玕，曰心平。夏以胃气为本。病心脉来，喘喘连属，其中微曲曰心病。死心脉来，前曲后居，如操带钩曰心死。

平肺脉来，厌厌聂聂，如落榆荚，曰肺平。秋以胃气为本。病肺脉来，不上不下，如循鸡羽，曰肺病。死肺脉来，如物之浮，如风吹毛，曰肺死。

平肝脉来，软弱招招，如揭长竿末梢曰肝平。春以胃气为本。病肝脉来，盈实而滑，如循长竿，曰肝病。死肝脉来，急益劲如新张弓弦，曰肝死。

平脾脉来，和柔相离，如鸡践地，曰脾平。长夏以胃气为本。病脾病来，实而盈数，如鸡举足，曰脾病。死脾脉来，锐坚如乌之喙，如鸟之距，如屋之漏，如水之流，曰脾死。

平肾脉来，喘喘累累如钩，按之而坚，曰肾平。冬以胃气为本。病肾脉来，如引葛，按之益坚，曰肾病。死肾脉来，发如夺索，辟辟如弹石，曰肾死。”

东方甲乙木，南方丙丁火，西方庚辛金，北方壬癸水，中央戊己土，此为四象五行阵方位图，同时也具有时间概念。

肝见庚辛死：凡肝病见于秋天，或一日之庚辛、申酉之时，肝木之气本已衰败无力升发，又被庚辛金炁敛降，雪上加霜故为死症。

心见壬癸死：凡心病见于冬天，或一日之壬癸、亥子之时，心火升腾煊通之气本已衰惫，又被寒冷冰炁封杀，故为死症。

脾见甲乙死：凡脾病见于春天，或一日之甲乙、寅卯之时，脾胃升降运化本已失常，又被肝炁胁迫上行，故病易加重，甚为死症。

肺见丙丁死：凡肺病见于夏天，或一日之丙丁、巳午之时，肺金肃降

丙丁火　南方　夏天
心火炁浮而煊通
肺金丙丁死　肺金被火克

甲乙木
东方　春天
肝木炁升
脾见甲乙死
脾土被木克

戊己土　中央脾土
肾见戊己死
肾水被土克

庚辛金
西方　秋天
肺金炁降
肝见庚辛死
肝木被金克

壬癸水　北方　冬天
肾水沉而针藏
心见壬癸死　心火被水克

图 37　四象五行阵之五脉测死生

之气本已无能，又被心炁蒸腾升浮，飘逆而上，故为死症。

肾见戊己死：凡肾病见于长夏，或一日之戊己、辰戌丑未之时，肾水封藏沉降之气已衰，又被脾炁搅动，精血时漏，故为死症。

（十三）脉分四象五行

《玉机真藏论》："黄帝问曰：春脉如弦，何如而弦？岐伯对曰：春脉者，肝也，东方木也，万物之所以始生也，故其气来软弱，轻虚而滑，端直以长，故曰弦，反此者病。帝曰：何如而反？岐伯曰：其气来实而强，此谓太过，病在外。其气来不实而微，此谓不及，病在中。帝曰：春脉太过与不及，其病皆何如？岐伯曰：太过则令人善忘，忽忽眩冒而巅疾；其不及，则令人胸痛引背，下则两胁胠满。帝曰：善。夏脉如钩，何如而钩？岐伯曰：夏脉者心也，南方火也，万物之所以盛长也，故其气来盛去衰，故曰钩，反此者病。帝曰：何如而反？岐伯曰：其气来盛去亦盛，此谓太过，病在外，其气来不盛去反盛，此谓不及，病在中。帝曰：夏脉太过与不及，其病皆何如？岐伯曰：太过则令人身热而肤痛，为浸淫；其不及则令人烦心，上见咳唾，下为气泄。帝曰：善。秋脉如浮，何如而浮？岐伯曰：秋脉者，肺也，西方金也，万物之所以收成也。故其气来轻虚以浮，来急去散，故曰浮，反此者病。帝曰：何如而反？岐伯曰：其气来毛而中央坚，两傍虚，此谓太过，病在外；其气来毛而微，此谓不及，病在中。帝曰：秋脉太过与不及，其病皆何如？岐伯曰：太过则令人逆气而背痛。愠愠然，其不及则令人喘，呼吸少气而咳，上气见血，下闻病音。帝曰：善。冬脉如营，何如而营？岐伯曰：冬脉者，肾也。北方水也，万物之所以含藏也。故其气来沉以搏，故曰营，反此者病。帝曰：何如而反？

岐伯曰：其气来如弹石者，此谓太过，病在外；其去如数者，此谓不及，病在中。帝曰：冬脉太过与不及，其病皆何如？岐伯曰：太过则令人解㑊，脊脉痛而少气不欲言；其不及则令人心悬，如病饥，眇中清，脊中痛，少腹满，小便变。帝曰：善。

帝曰：四时之序，逆从之变异也，然脾脉独何主。岐伯曰：脾脉者土也，孤脏，以灌四傍者也。帝曰：然而脾善恶可得见之乎？岐伯曰：善者不可得见，恶者可见。帝曰：恶者何如可见？岐伯曰：其来如水之流者，此谓太过，病在外。如鸟之喙者，此谓不及，病在中。帝曰：夫子言脾为孤脏，中央以灌四傍，其太过与不及，其病皆何如？岐伯曰：太过则令人四支不举，其不及则令人九窍不通，名曰重强。

帝瞿然而起，再拜而稽首曰：善。吾得脉之大要，天下至数，五色脉变，揆度奇恒，道在于一，神转不回，回则不转，乃失其机，至数之要，迫近以微，着之玉版，藏之脏腑，每旦读之，名曰玉机。”

夏脉者心也，南方火也，万物之所以盛长也，故其气来盛去衰，故曰钩，反此者病

春脉者肝也，东方木也，万物之所以始生也，故其气来软，轻虚而滑，端直以长，故曰弦，反此者病

脾脉者土也，孤脏，以灌四傍者也

秋脉者肺也，西方金也，万物之所以收成也。故其气来轻虚以浮，来急去散，故曰浮，反此者病

冬脉者，肾也。北方水也，万物之所以含藏也。故其气来沉以搏，故曰营，反此者病

图 38　四象五行阵之脉分四象五行

日月南北回归运动形成春夏秋冬四季，以为万物生长收藏之本。脉应肝心肺肾之异，而生弦钩浮沉之象。脾如地球居中央为孤脏，统帅六腑，灌养肝木、心火、肺金、肾水四藏，以为机体生生之本。此亦为天人相应之证。

（十四）五藏受、传、舍、死之律，以占死生之早暮

《玉机真藏论》：“五脏受气于其所生，传之于其所胜，气舍于其所生，

死于其所不胜。病之且死，必先传行，至其所不胜，病乃死。此言气之逆行也，故死。肝受气于心，传之于脾，气舍于肾，至肺而死。心受气于脾，传之于肺，气舍于肝，至肾而死。脾受气于肺，传之于肾，气舍于心，至肝而死。肺受气于肾，传之于肝，气舍于脾，至心而死。肾受气于肝，传之于心，气舍于肺，至脾而死。此皆逆死也，一日一夜，五分之，此所以占死生之早暮也。

黄帝曰：五脏相通，移皆有次。五脏有病，则各传其所胜，不治。法三月，若六月，若三日，若六日。传五脏而当死，是顺传其所胜之次。故曰：别于阳者，知病从来；别于阴者，知死生之期。言知至其所困而死。

是故风者，百病之长也。今风寒客于人，使人毫毛毕直，皮肤闭而为热。当是之时，可汗而发也。盛痹不仁肿病，当是之时，可汤熨及火灸刺而去之。弗治，病入舍于肺，名曰肺痹，发咳上气。弗治，肺即传而行之肝，病名曰肝痹，一名曰厥，胁痛出食。当是之时，可按若刺耳。弗治，肝传之脾，病名曰脾风，发瘅，腹中热，烦心，出黄。当此之时，可按、可药、可浴。弗治，脾传之肾，病名曰疝瘕，少腹冤热而痛，出白，一名曰蛊。当此之时，可按、可药。弗治，肾传之心，病筋脉相引而急，病名曰瘛。当此之时，可灸、可药。弗治，满十日，法当死。肾因传之心，心即复反传而行之肺，发寒热，法当三岁死，此病之次也。然其卒发者，不必治于传，或其传化有不以次，不以次入者，忧恐悲喜怒，令不得以其次，故令人有大病矣。因而喜，大虚则肾气乘矣，怒则肝气乘矣，悲则肺气乘矣，恐则脾气乘矣，忧则心气乘矣，此其道也。

故病有五，五五二十五变及其传化。传，乘之名也。

大骨枯槁，大肉陷下，胸中气满，喘息不便，其气动形，期六月死，真脏脉见，乃予之期日。

大骨枯槁，大肉陷下，胸中气满，喘息不便，内痛引肩颈，期一月死。真脏见，乃予之期日。

大骨枯槁，大肉陷下，胸中气满，喘息不便，内痛引肩项，身热、脱肉破䐃。真脏见，十月之内死。

大骨枯槁，大肉陷下，肩髓内消，动作益衰。真脏来见，期一岁死，见其真脏，乃予之期日。

大骨枯槁，大肉陷下，胸中气满，腹内痛，心中不便，肩项身热，破䐃脱肉，目眶陷。真脏见，目不见人，立死；其见人者，至其所不胜之时则死。急虚身中卒至，五脏绝闭，脉道不通，气不往来，譬如堕溺，不可为期。其脉绝不来，若人一息五、六至，其形肉不脱，真脏虽不见，犹死也。

真肝脉至，中外急，如循刀刃，责责然如按琴瑟弦，色青白不泽，毛折，乃死。

真心脉至，坚而搏，如循薏苡子，累累然，色赤黑不泽，毛折，乃死。

真肺脉至，大而虚，如以毛羽中人肤，色白赤不泽，毛折，乃死。

真肾脉至，搏而绝，如指弹石，辟辟然，色黑黄不泽，毛折，乃死。

真脾脉至，弱而乍数乍疏，色黄青不泽，毛折，乃死。

诸真脏脉者，皆死不治也。黄帝曰：见真脏曰死，何也？岐伯曰：五脏者，皆禀气于胃，胃者五脏之本也；脏气者，不能自至于手太阴，必因于胃气，乃至于手太阴也。故五脏各以其时，自为而至于手太阴也。故邪气胜者，精气衰也。故病甚者，胃气不能与之俱至于手太阴，故真脏之气独见。独见者，病胜脏也，故曰死。帝曰：善。

黄帝曰：凡治病察其形气色泽，脉之盛衰，病之新故，乃治之无后其时。形气相得，谓之可治，色泽以浮，谓之易已；脉从四时，谓之可治；脉弱以滑，是有胃气，命曰易治，取之以时；形气相失，谓之难治；色夭不泽，谓之难已；脉实以坚，谓之益甚；脉逆四时，为不可治，必察四难，而明告之。所谓逆四时者，春得肺脉，夏得肾脉，秋得心脉，冬得脾脉；其至皆悬绝沉涩者，命曰逆四时。未有脏形，于春夏而脉沉涩，秋冬而脉浮大，名曰逆四时也。病热脉静，泄而脉大，脱血而脉实；病在中，脉实坚，病在外，脉不实坚者，皆难治。

黄帝曰：余闻虚实以决死生，愿闻其情？岐伯曰：五实死，五虚死。帝曰：愿闻五实五虚？岐伯曰：脉盛，皮热，腹胀，前后不通，闷瞀，此谓五实。脉细，皮寒，气少，泄利前后，饮食不入，此谓五虚。帝曰：其时有生者何也？岐伯曰：浆粥入胃，泄注止，则虚者活；身汗得后利，则实者活。此其候也。”

五藏诸病，预测其死生时间早晚的方法，是要观察其受、传、舍、死的传变规律。

五藏受病气于我所生，即我之子；传病气于我所胜。即我所克者；病气舍留于生我者，即我之母；死于能克制我者，即六亲的官鬼爻。（易经六亲：生我者为父母，我生者为子孙，我克者为妻财，克我者为官鬼，比合者为兄弟。这个比喻简单明了，便于掌握，故附之以供参考。）

1. 肝木病传至肺金宫死

“肝受气于心，传之于脾，气舍于肾，至肺而死”。

意释：肝木生心火，心火为肝木之子孙；肝木克脾土，脾土为肝木之妻财；肾水生肝木，肾水为肝木之父母；肺金克制肝木，肺金为肝木之官鬼，故肝病传至肺金宫者则重笃病危矣！

南方夏火
肝受气于子孙心火

东方春木
肝（病）
受气于心，
传之于脾，
气舍于肾，
至肺而死

中央长夏土
肝传病气于妻财脾土病之且死必先传行，至其所不胜病乃死。五脏受气于其所生传之于其所胜气舍于其所生死于其所不胜。

西方秋金
肝病传至肺金为官鬼克制而死

北方冬水
肝病气舍于父母肾

图 39　四象五行阵之肝木病传至肺金宫死

2. 心火病传至肾水宫死

“心受气于脾，传之于肺，气舍于肝，至肾而死”。

意释：心火生脾土，脾土为心火之子孙；心火克肺金，肺金为心火之妻财；肝木生心火，肝木为心火之父母；肾水克心火，肾水为心火之官鬼，火病临水宫，生命熄矣！

南方夏火
心（病）受气于脾，传之于肺，气舍于肝，至肾而死

东方春木
气舍于父母肝木宫

中央长夏土
心受病气于子孙脾土

西方秋金
心病传至肺金妻财

北方冬水
心病传至肾水宫
遇官鬼克制而死

图 40　四象五行阵之心火传至肾水宫死

3. 脾土病传至肝木宫死

“脾受气于肺，传之于肾，气舍于心，至肝而死。”

意释：脾土生肺金，肺金为脾土之子孙；脾土克肾水，肾水为脾土之妻财；心火生脾土，心火为脾土之父母；肝木克脾土，肝木为脾土之官鬼。土病传至木宫，病不易治，多为死证。

南方夏火
脾土气舍于
父母心火宫

东方春木
脾病传至
肝木宫
遇官鬼
克制而死

中央长夏土
脾（病）受气于肺，传之于
肾，气舍于心，至肝而死

西方秋金
脾土受气于
子孙肺金宫

北方冬水
脾病传至于
妻财肾水宫

图 41 四象五行阵之脾土病传至肝木宫死

4. 肺金病传至心火宫死

“肺受气于肾，传之于肝，气舍于脾，至心而死。”

意释：肺金生肾水，肾水为肺金之子孙；肺金克肝木，肝木为肺金之妻财；脾土生肺金，脾土为肺金之父母；心火克肺金，心火为肺金之官鬼。金病传至火宫，乃至绝地，故多死证。

南方夏火
肺病气传至心火宫
遇官鬼克制而死

东方春木
肺病传于
妻财肝木
宫

中央长夏土
肺病气舍于
父母脾土宫

西方秋金
肺（病）
受气于肾，
传之于肝，
气舍于脾，
至心而死

北方冬水
肺病受气于子孙肾水宫

图 42 四象五行阵之肺金病传至心火宫死

5. 肾水病传至脾土宫死

“肾受气于肝，传之于心，气舍于肺，至脾而死”。

意释：肾水生肝木，肝木为肾水之子孙；肾水克心火，心火为肾水之妻财；肺金生肾水，肺金为肾水之父母；脾土克肾水，脾土为肾水之官鬼。肾病传至脾土，水临土宫，生机熄矣！

南方夏火
肾病气传之于妻财
心火宫

东方春木
肾病受气
于子孙
肝木宫

中央长夏土
肾病气传至脾土宫
遇官鬼克制而死

西方秋金
肾病气舍
于父母
肺金宫

北方冬水
肾（病）受气于肝，传
之于心，气舍于肺，至
脾而死

图 43　肾水病传至脾土宫死

（十五）脏气法时

1. 五脏主气急缓

《藏气法时论》："黄帝问曰：合人形以法四时五行而治，何如而从，何如而逆？得失之意，愿闻其事。岐伯对曰：五行者，金木水火土也。更贵更贱，以知死生，以决成败，而定五脏之气，间甚之时，死生之期也。帝曰：愿卒闻之。岐伯曰：肝主春，足厥阴少阳主治，其日甲乙。肝苦急，急食甘以缓之。心主夏，手少阴太阳主治，其日丙丁。心苦缓，急食酸以收之。脾主长夏，足太阴阳明主治，其日戊己。脾苦湿，急食苦以燥之。肺主秋，手太阴阳明主治，其日庚辛。肺苦气上逆，急食苦以泄之。肾主冬，足少阴太阳主治，其日壬癸。肾苦燥，急食辛以润之，开腠理，致津液通气也。"

2. 五脏病气愈死持起之律

病在肝，愈于夏，夏不愈，甚于秋，秋不死，持于冬，起于春。禁当风。肝病者，愈在丙丁，丙丁不愈，加于庚辛，庚辛不死，持于壬癸，起于甲乙。肝病者，平旦慧，下晡甚，夜半静。肝欲散，急食辛以散之，用辛补之，酸泻之。

病在心，愈在长夏，长夏不愈，甚于冬，冬不死，持于春，起于夏。禁温食热衣。心病者，愈在戊己，戊己不愈，加于壬癸，壬癸不死，持于甲乙，起于丙丁。心病者，日中慧，夜半甚，平旦静。心欲软，急食咸以软之；用咸补之，甘泻之。

病在脾，愈在秋，秋不愈，甚于春，春不死，持于夏，起于长夏。禁

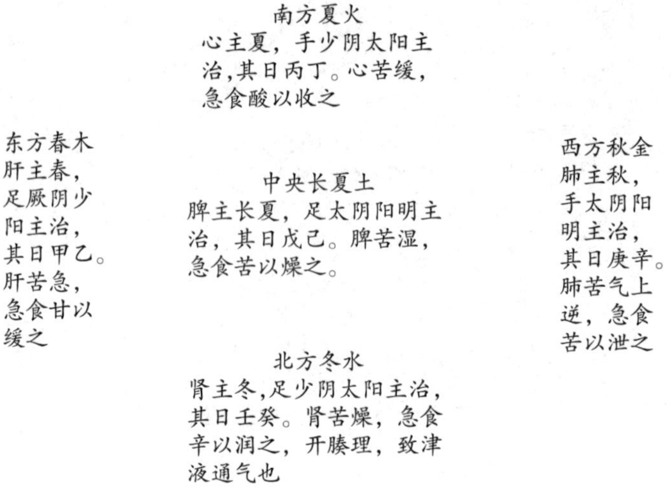

南方夏火
心主夏，手少阴太阳主治，其日丙丁。心苦缓，急食酸以收之

东方春木
肝主春，足厥阴少阳主治，其日甲乙。肝苦急，急食甘以缓之

中央长夏土
脾主长夏，足太阴阳明主治，其日戊己。脾苦湿，急食苦以燥之。

西方秋金
肺主秋，手太阴阳明主治，其日庚辛。肺苦气上逆，急食苦以泄之

北方冬水
肾主冬，足少阴太阳主治，其日壬癸。肾苦燥，急食辛以润之，开腠理，致津液通气也

图44 四象五行阵之五脏主气息缓调补

温食饱食，湿地濡衣。脾病者愈在庚辛，庚辛不愈，加于甲乙，甲乙不死，持于丙丁，起于戊己。脾病者，日昳慧，日出甚，下晡静。脾欲缓，急食甘以缓之，用苦泻之，甘补之。

病在肺，愈于冬。冬不愈，甚于夏，夏不死，持于长夏，起于秋。禁寒饮食，寒衣。肺病者，愈在壬癸，壬癸不愈，加于丙丁，丙丁不死，持于戊己，起于庚辛。肺病者，下晡慧，日中甚，夜半静。肺欲收，急食酸以收之，用酸补之，辛泻之。

病在肾，愈在春，春不愈，甚于长夏，长夏不死，持于秋，起于冬，禁犯焠烪热食，温炙衣。肾病者，愈在甲乙，甲乙不愈，甚于戊己，戊己不死，持于庚辛，起于壬癸。肾病者，夜半慧，四季甚，下晡静。肾欲坚，急食苦以坚之，用苦补之，咸泻之。

“夫邪气之客于身也。以胜相加，至其所生而愈，至其所不胜而甚，至于所生而持，自得其位而起；必先定五脏之脉，乃可言间甚之时，死生之期也”。

3. 五脏常见病症

肝病者，两胁下痛引少腹，令人善怒。虚则目䀮䀮无所见，耳无所闻，善恐，如人将捕之。气逆则头痛颊肿、耳聋不聪。取其经厥阴与少阳血者。

心病者，胸中痛，胁支满，胁下痛，膺背肩胛间痛，两臂内痛。虚则

胸腹大，胁下与腰相引而痛。取其经少阴、太阳、舌下血者，其变病刺郄中血者。

脾病者，身重，善饥，肉痿，足不收行，善瘈，脚下痛。虚则腹满，肠鸣飧泄，食不化。取其经太阴、阳明、少阴血者。

肺病者，喘咳逆气，肩背痛，汗出，尻阴股膝髀腨胻足皆痛。虚则少气，不能报息，耳聋嗌干。取其经太阴、阳明，足太阳之外，厥阴之内血者。

肾病者，腹大，胫肿，喘咳身重，寝汗出，憎风。虚则胸中痛，大腹、小腹痛，清厥意不乐。取其经少阴、太阳血者。

心病者，胸中痛，胁支满，胁下痛，膺背肩胛间痛，两臂内痛。虚则胸腹大，胁下与腰相引而痛。取其经少阴、太阳、舌下血者，其变病刺都中血者

肝病者，两胁下痛引少腹，令人善怒。虚则目䀮䀮无所见，耳无所闻，善恐，如人将捕之。气逆则头痛颊肿、耳聋不聪。取其经厥阴与少阳血者。

脾病者，身重，善饥，肉痿，足不收行，善瘛，脚下痛。虚则腹满，肠鸣飧泄，食不化。取其经太阴、阳明、少阴血者。

肺病者，喘咳逆气，肩背痛，汗出，尻阴股膝髀腨胻足皆痛。虚则少气，不能报息，耳聋嗌干。取其经太阴、阳明，足太阳之外，厥阴之内血者

肾病者，腹大，胫肿，喘咳身重，寝汗出，憎风。虚则胸中痛，大腹、小腹痛，清厥意不乐。取其经少阴、太阳血者。

图45　四象五行之五脏常见病症

4. 谷果菜畜补五脏

“肝色青，宜食甘。粳米、牛肉、枣、葵皆甘。心色赤，宜食酸。小豆、犬肉、李、韭皆酸。肺色白，宜食苦。麦、羊肉、杏、薤皆苦。脾色黄，宜食咸。大豆、猪肉、栗、藿皆咸。肾色黑，宜食辛。黄黍、鸡肉、桃、葱皆辛。辛散、酸收、甘缓、苦坚、咸软”。

“辛散、酸收、甘缓、苦坚、咸软。毒药攻邪，五谷为食，五果为助，五畜为益，五菜为充。气味合而服之，以补精益气。此五者，有辛、酸、甘、苦、咸，各有所利，或散，或收、或缓、或急、或坚、或软。四时五脏，病随五味所宜也”。

心色赤，宜食酸，
小豆、犬肉、李、韭皆酸

肝色青，宜食甘，粳米、牛肉、枣葵皆甘

脾色黄，宜食咸，大豆、猪肉、栗、藿皆咸

肺色白，宜食苦，麦、羊肉、杏、薤皆苦

肾色黑，宜食辛，
黄黍、鸡肉、桃葱皆辛

图 46 四象五行阵之谷果菜畜补五脏

（十六）宣明五气汇

《宣明五气》："五味所入：酸入肝，辛入肺，苦入心，咸入肾，甘入脾，是为五入。

五气所病：心为噫，肺为咳，肝为语，脾为吞，肾为欠、为嚏，胃为气逆、为哕、为恐，大肠、小肠为泄，下焦溢为水，膀胱不利为癃，不约为遗溺，胆为怒，是为五病。

五精所并：精气并于心则喜，并于肺则悲，并于肝则忧，并于脾则畏，并于肾则恐，是谓五并，虚而相并者也。

五脏所恶：心恶热，肺恶寒，肝恶风，脾恶湿，肾恶燥，是谓五恶。

五脏化液：心为汗，肺为涕，肝为泪，脾为涎，肾为唾。是为五液。

五味所禁：辛走气，气病无多食辛；咸走血，血病无多食咸；苦走骨，骨病无多食苦；甘走肉，肉病无多食甘；酸走筋，筋病无多食酸，是谓五禁，无令多食。

五病所发：阴病发于骨，阳病发于血，阴病发于肉，阳病发于冬；阴病发于夏，是谓五发。

五邪所乱：邪入于阳则狂，邪入于阴则痹；搏阳则为巅疾，搏阴则为瘖；阳入之阴则静，阴出之阳则怒，是为五乱。

五邪所见：春得秋脉，夏得冬脉，长夏得春脉，秋得夏脉，冬得长夏脉，名曰阴出之阳，病善怒不治，是谓五邪，皆同命死不治。

五脏所藏：心藏神，肺藏魄，肝藏魂，脾藏意，肾藏志，是谓五脏所藏。

五脏所主：心主脉，肺主皮，肝主筋，脾主肉，肾主骨，是为五脏所主。

五劳所伤：久视伤血，久卧伤气，久坐伤肉，久立伤骨，久行伤筋，是谓五劳所伤。

五脉应象：肝脉弦，心脉钩，脾脉代，肺脉毛，肾脉石，是谓五脏之脉。”

苦入心；心为噫；小肠为泄；精气并于心则喜；心恶热；心为汗苦走骨，骨病无多食苦；心藏神；心主脉；久视伤血；心脉钩

酸入肝；肝为语；胆为怒；精并于肝则忧；肝恶风；肝为泪；酸走筋，筋病无多食酸；肝藏魂；肝主筋；久行伤筋；肝脉弦

甘入脾；脾为吞；胃为气逆、为哕、为恐；精并于脾则畏；脾恶湿；脾为涎；甘走肉，肉病无多食甘；脾藏意；脾主肉；久坐伤肉；脾脉代

辛入肺；肺为咳；大肠为泄；精并于肺则悲；肺恶寒；肺为涕；辛走气，气病无多食辛；肺藏魄；肺主皮；久卧伤气；肺脉毛

咸入肾；肾为欠、为嚏；下焦溢为水，膀胱不利为癃，不约为遗溺；精并于肾则恐；肾恶燥；肾为唾；咸走血，血病无多食咸；肾藏志；肾主骨；久立伤骨，肾脉石

图 47 四象五行阵之宣明五气

（十七）五脏热病刺法

《刺热》：“肝热病者，小便先黄，腹痛多卧，身热，热争则狂言及惊，胁满痛，手足躁，不得安卧，庚辛甚，甲乙大汗，气逆则庚辛死，刺足厥阴少阳，其逆则头痛员员，脉引冲头也。

心热病者，先不乐，数日乃热，热争则卒心痛，烦闷善呕，头痛面赤无汗，壬癸甚，丙丁大汗，气逆则壬癸死，刺手少阴太阳。

脾热病者，先头重颊痛，烦心颜青，欲呕身热，热争则腰痛不可用俛仰，腹满泄，两颔痛，甲乙甚，戊己大汗，气逆则甲乙死，刺足太阴阳明。

肺热病者，先淅然厥，起毫毛，恶风寒，舌上黄，身热，热争则喘咳，痛走胸膺背，不得大息，头痛不堪，汗出而寒，丙丁甚，庚辛大汗，气逆则丙丁死，刺手太阴阳明，出血如大豆立已。

肾热病者，先腰痛骱酸，苦渴数饮，身热，热争则项痛而强，骱寒且

酸，足下热，不欲言，其逆则项痛员员澹澹然，戊己甚，壬癸大汗，气逆则戊己死，刺足少阴太阳，诸汗者，至其所胜日汗出也。

肝热病者左颊先赤，心热病者颜先赤，脾热病者鼻先赤，肺热病者右颊先赤，肾热病者颐先赤，病虽未发，见赤色者刺之，名曰治未病。热病从部所起者，至期而已；其刺之反者，三周而已；重逆则死。诸当汗者，至其所胜日，汗大出也。诸治热病，以饮之寒水，乃刺之，必寒衣之，居止寒处，身寒而止也。

心热病者颜先赤，先不乐，数日乃热，热争则卒心痛，烦闷善呕，头痛面赤无汗，壬癸甚，丙丁大汗，气逆则壬癸死，刺手少阴太阳

肝热病者左颊先赤，小便先黄，腹痛多卧，身热，热争则狂言及惊，胁满痛，手足躁，不得安卧，庚辛甚，甲乙大，汗气逆则庚辛死，刺足厥阴少阳，其逆则头痛员员，脉引冲头也

脾热病者鼻先赤，先头重颊痛，烦心颜青，欲呕身热，热争则腰痛不可用俛仰，腹满泄，两颔痛，甲乙甚，戊己大汗，气逆则甲乙死，刺足太阴阳明

肺热病者右颊先赤，先淅然厥，起毫毛，恶风寒，舌上黄，身热，热争则喘咳，痛走胸膺背，不得大息，头痛不堪，汗出而寒，丙丁甚，庚辛大汗，气逆则丙丁死，刺手太阴阳明，出血如大豆立已

肾热病者颐先赤，先腰痛胻酸，苦渴数饮，身热，热争则项痛，而强，胻寒且酸，足下热，不欲言，其逆则项痛员员澹澹然，戊己甚，壬癸大汗，气逆则戊己死，刺足少阴太阳，诸汗者，至其所胜日汗出也

图 48　四象五行阵之五脏热病刺法

热病先胸胁痛，手足躁，刺足少阳，补足太阴，病甚者为五十九刺。热病始手臂痛者，刺手阳明太阴而汗出止。热病始于头首者，刺项太阳而汗出止。热病始于足胫者，刺足阳明而汗出止。热病先身重骨痛，耳聋好瞑，刺足少阴，病甚为五十九刺。热病先眩冒而热，胸胁满，刺足少阴少阳。太阳之脉，色荣颧骨，热病也，荣未交，曰今且得汗，待时而已。与厥阴脉争见者，死期不过三日。其热病内连肾，少阳之脉色也。少阳之脉，色荣颊前，热病也，荣未交，曰今且得汗，待时而已，与少阴脉争见者，死期不过三

日。热病，气穴三椎下间主胸中热，四椎下间主鬲中热，五椎下间主肝热，六椎下间主脾热，七椎下间主肾热，荣在骶也。项上三椎陷者，中也。颊下逆颧为大瘕，下牙车为腹满，颧后为胁痛，颊上者，膈上也。”

（十八）五脏风疾

《风论》：“黄帝问曰：风之伤人也，或为寒热，或为热中，或为寒中，或为疠风，或为偏枯，或为风也，其病各异，其名不同，或内至五藏六府，不知其解，愿闻其说。岐伯对曰：风气藏于皮肤之闲，内不得通，外不得泄。风者，善行而数变，腠理开则洒然寒，闭则热而闷，其寒也，则衰食饮，其热也，则消肌肉，故使人怢栗而不能食，名曰寒热。风气与阳明入胃循脉而上至目内眦，其人肥则风气不得外泄，则为热中而目黄，人瘦，则外泄而寒，则为寒中而泣出。风气与太阳俱入行诸脉俞，散于分肉之闲，与卫气相干，其道不利，故使肌肉愤䐜而有疡，卫气有所凝而不行，故其肉有不仁也。疠者有荣气热胕，其气不清，故使其鼻柱坏而色败，皮肤疡溃。风寒客于脉而不去，名曰疠风，或名曰寒热。

以春甲乙伤于风者为肝风，以夏丙丁伤于风者为心风，以季夏戊己伤于邪者为脾风，秋庚辛中于邪者为肺风，以冬壬癸中于邪者为肾风。风中五藏六府之俞亦为藏府之风，各入其门户所中，则为偏风。风气循风府而上则为脑风，风入系头则为目风眼寒，饮酒中风则为漏风，入房汗出中风则为内风，新沐中风则为首风；久风入中则为肠风飧泄，外在腠理则为泄风。故风者，百病之长也，至其变化，乃为他病也，无常方，然致有风气也。

帝曰：五藏风之形状不同者何，愿闻其诊及其病能。岐伯曰：肺风之状，多汗恶风，色皏然白，时咳短气，昼日则差，暮则甚，诊在眉上，其色白；心风之状，多汗恶风，焦绝善怒吓，赤色，病甚则言不可快，诊在口，其色赤；肝风之状，多汗恶风，善悲，色微苍，嗌干善怒，时憎女子，诊在目下，其色青；脾风之状，多汗恶风，身体怠惰，四支不欲动，色薄微黄，不嗜食，诊在鼻上，其色黄；肾风之状，多汗恶风，面痝然浮肿，脊痛不能正立，其色炱，隐曲不利，诊在肌上，其色黑；胃风之状，颈多汗恶风，食饮不下，鬲塞不通，腹善满，失衣则䐜胀，食寒则泄，诊形瘦而腹大；首风之状，头面多汗恶风，当先风一日，则病甚，头痛不可以出内，至其风日，则病少愈；漏风之状，或多汗，常不可单衣，食则汗出，甚则身汗，喘息恶风，衣常濡，口干善渴，不能劳事；泄风之状，多汗，汗出泄衣上，口中干，上渍其风，不能劳事，身体尽痛则寒。帝曰：善。”

以夏丙丁伤于风者为心风。心风之状：多汗恶风，焦绝善怒吓，赤色，病甚则言不可快，诊在口，其色赤

以春甲乙伤于风者为肝风。肝风之状：多汗恶风，善悲，色微苍，嗌乾善善，时憎女子，诊在目下，其色青

以季夏戊己伤于邪者为脾风。脾风之状：多汗恶风，身体怠堕，四支不欲动，色薄微黄，不嗜食，诊在鼻上，其色黄

以秋庚辛中于邪者为肺风。肺风之状：多汗恶风，色皏然白，时咳短气，昼日则差，暮则甚，诊在眉上，其色白

以冬壬癸中于邪者为肾风。肾风之状：多汗恶风，面痝然浮肿，脊痛不能正立，其色炱，隐曲不利，诊在肌上其色黑

图 61　四象五行阵之五藏风疾

（十九）痹克五脏

《痹论》：“黄帝问曰：痹之安生？岐伯对曰：风寒湿三气杂至，合而为痹也，其风气胜者为行痹，寒气胜者为痛痹，湿气胜者为著痹也。帝曰：其有五者，何也？岐伯曰：以冬遇此者为骨痹，以春遇此者为筋痹，以夏遇此者为脉痹，以至阴遇此者为肌痹，以秋遇此者为皮痹。帝曰：内舍五藏六府，何气使然？岐伯曰：五藏皆有合病，久而不去者，内舍于其合也。故骨痹不已，复感于邪，内舍于肾；筋痹不已，复感于邪内舍于肝；脉痹不已，复感于邪内舍于心；肌痹不已，复感于邪内舍于脾；皮痹不已，复感于邪，内舍于肺。所谓痹者，各以其时，重感于风寒湿之气也。

凡痹之客五藏者，肺痹者，烦满喘而呕；心痹者，脉不通，烦则心下鼓，暴上气而喘，嗌干善噫，厥气上则恐；肝痹者，夜卧则惊，多饮数小便，上为引如怀；肾痹者，善胀，尻以代踵，脊以代头；脾痹者，四支解惰，发咳呕汁，上为大塞；肠痹者，数饮而出不得，中气喘争，时发飧泄；胞痹者，少腹膀胱按之内痛，若沃以汤，涩于小便，上为清涕。

阴气者，静则神藏，躁则消亡。饮食自倍，肠胃乃伤。淫气喘息，痹聚在肺；淫气忧思，痹聚在心；淫气遗溺，痹聚在肾；淫气乏竭，痹聚在

肝；淫气肌绝，痹聚在脾。诸痹不已，亦益内也，其风气胜者，其人易已也。帝曰：痹，其时有死者，或疼久者，或易已者，其故何也？岐伯曰：其入藏者死，其留连筋骨闲者疼久，其留皮肤闲者易已。

帝曰：其客于六府者何也？岐伯曰：此亦其食饮居处为其病本也。六府亦各有俞，风寒湿气中其俞，而食饮应之，循俞而入，各舍其府也。帝曰：以针治之，奈何？岐伯曰：五藏有俞，六府有合，循脉之分，各有所发，各随其过，则病瘳也。

心痹者，脉不通，烦则心下鼓，暴上气而喘，嗌乾善噫，厥气上则恐；以夏遇此者为脉痹

肝痹者，夜卧则惊，多饮数小便，上为引如怀；风气胜者为行痹；以春遇此者为筋痹

风寒湿三气杂至合而为痹，其湿气胜者为著痹；脾痹者四支解墮；发咳呕汁，上为大塞；肠痹者数饮而出不得；中气喘争，时发飧泄；以至阴遇此者为肌痹

肺痹者，烦满喘而呕；以秋遇此者为皮痹

肾痹者，善胀，尻以代踵，脊以代头；胞痹者，少腹膀胱按之内痛，若沃以汤，涩于小便，上为清涕；寒气胜者为痛痹；以冬遇此者为骨痹

图 50　四象五行阵之痹克五脏

帝曰：荣卫之气，亦令人痹乎？岐伯曰：荣者水谷之精气也，和调于五藏，洒陈于六府，乃能入于脉也；故循脉上下，贯五藏络六府也。卫者水谷之悍气也，其气慓疾滑利，不能入于脉也；故循皮肤之中，分肉之闲，熏于肓膜，散于胸腹，逆其气则病，从其气则愈。不与风寒湿气合，故不为痹。帝曰：善。痹或痛，或不痛，或不仁，或寒，或热，或燥，或湿，其故何也？岐伯曰：痛者，寒气多也，有寒故痛也。其不痛不仁者，病久入深，荣卫之行涩，经络时踈，故不通，皮肤不营，故为不仁。其寒者，阳气少，阴气多，与病相益，故寒也。其热者，阳气多，阴气少，病气胜阳遭阴，故为痹热。其多汗而濡者，此其逢湿甚也，阳气少，阴气盛，两气相感，故汗出而濡也。帝曰：夫痹之为病不痛，何也？岐伯曰：痹在于骨则重，在于脉则血凝而不流，在于筋则屈不伸，在于肉则不仁，

在于皮则寒，故具此五者，则不痛也。凡痹之类，逢寒则虫，逢热则纵。帝曰：善。”

（二十）五脏痿疾

《痿论》：“黄帝问曰：五藏使人痿，何也？岐伯对曰：肺主身之皮毛，心主身之血脉，肝主身之筋膜，脾主身之肌肉，肾主身之骨髓。故肺热叶焦，则皮毛虚弱，急薄著则生痿躄也；心气热则下脉厥而上，上则下脉虚，虚则生脉痿，枢折挈，胫纵而不任地也；肝气热则胆泄口苦筋膜干，筋膜干则筋急而挛，发为筋痿；脾气热则胃干而渴，肌肉不仁，发为肉痿；肾气热则腰脊不举，骨枯而髓减，发为骨痿。

心主身之血脉，心气热则下脉厥而上，上则下脉虚，虚则生脉痿，枢折挈，胫纵而不任地也

肝主身之筋膜，肝气热则胆泄口苦筋膜干，筋膜乾则筋急而挛，发为筋痿

脾主身之肌肉，脾气热则胃干而温，肌肉不仁，发为肉痿

肺主身之皮毛，肺热叶焦则皮毛虚弱，急薄著则生痿躄也

肾主身之骨髓，肾气热则腰脊不举，骨枯而髓减，发为骨痿

图51　四象五行阵之五藏痿疾

帝曰：何以得之？岐伯曰：肺者藏之长也，为心之盖也；有所失亡，所求不得，则发肺鸣，鸣则肺热叶焦故曰：五藏因肺热叶焦，发为痿躄，此之谓也。悲哀太甚，则胞络绝，胞络绝则阳气内动，发则心下崩数溲血也。故《本病》曰：大经空虚，发为肌痹，传为脉痿。思想无穷，所愿不得，意淫于外，入房太甚，宗筋弛纵，发为筋痿，及为白淫。故《下经》曰：筋痿者，生于肝使内也。有渐于湿以水为事，若有所留居处相湿，肌肉濡渍，痹而不仁，发为肉痿。故《下经》曰：肉痿者，得之湿地也。有所远行劳倦，逢大热而渴，渴则阳气内伐，内伐则热舍于肾，肾者，水藏也，今水不胜火，则骨枯而髓虚，故足不任身，发为骨痿。故《下经》曰：骨痿者，生于大热也。帝曰：何以别之？岐伯曰：肺热者，色白而毛败；心热者，色赤而络脉溢，肝热者，色苍而爪枯；脾热者，色黄而肉蠕动；肾热者，色黑而齿槁。

帝曰：如夫子言可矣，论言治痿者独取阳明何也？岐伯曰：阳明者，五藏六府之海，主闰宗筋，宗筋主束骨而利机关也。冲脉者经脉之海也，主渗灌溪谷，与阳明合于宗筋，阴阳揔宗筋之会，会于气街，而阳明为之长，皆属于带脉，而络于督脉。故阳明虚则宗筋纵，带脉不引，故足痿不用也。帝曰：治之奈何？岐伯曰：各补其荥而通其俞，调其虚实，和其逆顺，筋脉骨肉，各以其时受月，则病已矣。帝曰：善。”

（二十一）五季应经络肌皮骨

《四时刺逆从论》曰：“是故春气在经脉，夏气在孙络，长夏气在肌肉，秋气在皮肤，冬气在骨髓中。帝曰：余愿闻其故。岐伯曰：春者，天气始开，地气始泄，冻解冰释，水行经通，故人气在脉。夏者，经满气溢，入孙络受血，皮肤充实。长夏者，经络皆盛，内溢肌中。秋者，天气始收，腠理闭塞，皮肤引急。冬者盖藏，血气在中，内著骨髓，通于五藏。是故邪气者，常随四时之气血而入客也，至其变化不可为度，然必从其经气，辟除其邪，除其邪，则乱气不生。”

南方　夏天
夏气在孙络。夏者，经满气溢，入孙络受血，皮肤充实

东方　春天
春气在经脉。春者，天气始开，地气始泄，冻解冰释，水行经通，故人气在脉

中央　长夏
长夏气在肌肉，长夏者，经络皆盛，内溢肌中

西方　秋天
秋气在皮肤。秋者，天气始收，腠理闭塞，皮肤引急

北方　冬天
冬气在骨髓中。冬者益藏，血气在中，内著骨髓，遇于五藏

图52　四象五行阵之五季应经络肌皮骨

（二十二）四时逆刺生乱气

《四时刺逆从论》：“帝曰：逆四时而生乱气，奈何？岐伯曰：春刺络脉，血气外溢，令人少气。春刺肌肉，血气环逆，令人上气。春刺筋骨，血气内著，令人腹胀。夏刺经脉，血气乃竭，令人解㑊。夏刺肌肉，血气内却，令人善恐。夏刺筋骨，血气上逆，令人善怒。秋刺经脉，血气上

逆，令人善忘。秋刺络脉，气不外行，令人卧不欲动。秋刺筋骨，血气内散，令人寒栗。冬刺经脉，血气皆脱，令人目不明。冬刺络脉，内气外泄，留为大痹。冬刺肌肉，阳气竭绝，令人善忘。凡此四时刺者大逆之病，不可不从也，反之则生乱气相淫病焉。故刺不知四时之经，病之所生，以从为逆，正气内乱，与精相薄，必审九候，正气不乱，精气不转。”

南方 夏天
夏刺经脉，血气乃竭，令人解㑊。
夏刺肌肉，血气内却，令人善恐。
夏刺筋骨，血气上逆，令人善怒

东方 春天
春刺络脉，血气外溢，令人少气。春刺肌肉，血气环逆，令人上气。春刺筋骨，血气内著，令人腹胀

中央 长夏

西方 秋天
秋刺经脉，血气上逆，令人善忘。秋刺络脉，气不外行，令人卧不欲动。秋刺筋骨，血气内散，令人寒栗

北方 冬天
冬刺经脉，血气皆脱令人目不明。
冬刺络脉，内气外泄，留为大痹。
冬刺肌肉，阳气竭绝，令人善忘

图 53 四象五行阵之四时逆刺生乱气

（二十三）五炁盛衰生梦幻

《方盛衰论》：“雷公请问气之多少，何者为逆，何者为从。黄帝答曰：阳从左，阴从右，老从上，少从下，是以春夏归阳为生，归秋冬为死，反之，则归秋冬为生，是以气多少逆皆为厥。问曰：有余者厥耶？答曰：一上不下，寒厥到膝，少者秋冬死，老者秋冬生。气上不下，头痛巅疾，求阳不得，求阴不审，五部隔无徵，若居旷野，若伏空室，緜緜乎属不满日。是以少气之厥，令人妄梦其极至迷。三阳绝，三阴微，是为少气。是以肺气虚则使人梦见白物，见人斩血藉藉，得其时，则梦见兵战。肾气虚，则使人梦见舟船溺人，得其时，则梦伏水中若有畏恐。肝气虚，则梦见菌香生草，得其时，则梦伏树下不敢起。心气虚，则梦救火阳物，得其时，则梦燔灼。脾气虚，则梦饮食不足，得其时，则梦筑垣盖屋。此皆五藏气虚，阳气有余，阴气不足。合之五诊，调之阴阳，以在经脉。

诊有十度，度人脉度、藏度、肉度、筋度、俞度。阴阳气尽，人病自

具。脉动无常，散阴颇阳，脉脱不具，诊无常行，诊必上下，度民君卿，受师不卒，使术不明，不察逆从，是为妄行，持雌失雄，弃阴附阳，不知并合，诊故不明，传之后世，反论自章。至阴虚，天气绝，至阳盛，地气不足。阴阳并交，至人之所行。阴阳并交者，阳气先至，阴气后至。是以圣人持诊之道，先后阴阳而持之，奇恒之势乃六十首，诊合微之事，追阴阳之变，章五中之情，其中之论，取虚实之要，定五度之事，知此乃足以诊。是以切阴不得阳，诊消亡，得阳不得阴，守学不湛，知左不知右，知右不知左，知上不知下，知先不知后，故治不久。知丑知善，知病知不病，知高知下，知坐知起，知行知止，用之有纪，诊道乃具，万世不殆。起所有馀，知所不足。度事上下，脉事因格。是以形弱气虚，死。形气有余脉气不足，死。脉气有余形气不足，生。

是以诊有大方，坐起有常，出入有行，以转神明，必清必净，上观下观，司八正邪，别五中部，按脉动静，循尺滑涩，寒温之意，视其大小，合之病能，逆从以得，复知病名，诊可十全，不失人情，故诊之或视息视意，故不失条理，道甚明察，故能长久。不知此道，失经绝理，亡言妄期，此谓失道。”

南方 夏天
心气虚，则梦救火阳物，
得其时，则梦燔灼

东方 春天
肝气虚，则梦见菌香生草，得其时，则梦伏树下不敢起

中央 长夏
脾气虚，则梦饮食不足，得其时，则梦筑垣盖屋

西方 秋天
肺气虚则使人梦见白物，见人斩血藉藉，得其时，则梦见兵战。

北方 冬天
肾气虚，则使人梦见舟船溺人，
得其时，则梦伏水中若有畏恐

图 54 四象五行阵之五炁盛衰生梦幻

（二十四）天人合一化生万物

《五运行大论》：“帝曰：寒暑燥湿风火，在人合之奈何？其于万物何以生化？

岐伯曰：东方生风，风生木，木生酸，酸生肝，肝生筋，筋生心。其在天为玄，在人为道，在地为化；化生五味，道生智，玄生神，化生气。神在天为风，在地为木，在体为筋，在气为柔，在脏为肝。其性为暄，其德为和，其用为动，其色为苍，其化为荣，其虫毛，其政为散，其令宣发，其变摧拉。其眚为陨，其味为酸，其志为怒。怒伤肝，悲胜怒？风伤肝，燥胜风；酸伤筋，辛胜酸。

南方生热，热生火，火生苦，苦生心，心生血，血生脾。其在天为热，在地为火，在体为脉，在气为息，在脏为心。其性为暑，其德为湿，其用为燥，其色为赤，其化为茂，其虫羽，其政为明，其令郁蒸，其变炎烁，其眚燔焫，其味为苦，其志为喜。喜伤心，恐胜喜；热伤气，寒胜热；苦伤气，咸胜苦。

中央生湿，湿生土，土生甘，甘生脾，脾生肉，肉生肺。其在天为湿，在地为土，在体为肉，在气为充，在脏为脾。其性静兼，其德为濡，其用为化，其色为黄，其化为盈，其虫倮，其政为谧，其令云雨，其变动注，其眚淫溃，其味为甘，其志为思。思伤脾，怒胜思；湿伤肉，风胜湿；甘伤脾，酸胜甘。

西方生燥，燥生金，金生辛，辛生肺，肺生皮毛，皮毛生肾。其在天为燥，在地为金，在体为皮毛，在气为成，在脏为肺。其性为凉，其德为清，其用为固，其色为白，其化为敛，其虫介，其政为劲，其令雾露，其变肃杀，其眚苍落，其味为辛，其志为忧。忧伤肺，喜胜忧；热伤皮毛，寒胜热；辛伤皮毛，苦胜辛。

北方生寒，寒生水，水生咸，咸生肾，肾生骨髓，髓生肝。其在天为寒，在地为水，在体为骨，在气为坚，在脏为肾。其性为凛，其德为寒，其用为（缺一字），其色为黑，其化为肃，其虫鳞，其政为静，其令（缺二字），其变凝冽，其眚冰雹，其味为咸，其志为恐。恐伤肾，思胜恐；寒伤血，燥胜寒；咸伤血，甘胜咸。五气更立，各有所先，非其位则邪，当其位则正。

帝曰：病生之变何如？岐伯曰：气相得则微，不相得则甚。帝曰：主岁何如？岐伯曰：气有余，则制己所胜而侮所不胜；其不及，则己所不胜，侮而乘之，己所胜，轻而侮之。侮反受邪，侮而受邪，寡于畏也。帝曰：善！”

南方生热，热生火，火生苦，苦生心，心生血，血生脾。其在天为热，在地为火，在体为脉，在脏为心

东方生风，风生木，木生酸，酸生肝，肝生筋，筋生心。其在天为玄，在人为道，在地为化；化生五味，神在天为风，在地为木，在体为筋，在气为柔，在脏为肝

中央生湿，湿生土，土生甘，甘生脾，脾生肉，肉生肺。其在天为湿，在地为土，在体为肉，在气为充，在脏为脾

西方生燥，燥生金，金生辛，辛生肺，肺生皮毛，皮毛生肾。其在天为燥，在地为金，在体为皮毛，在气为成，在脏为肺

北方生寒，寒生水，水生咸，咸生肾，肾生髓，髓生肝。其在天为寒，在地为水，在体为骨，在气为坚，在脏为肾

图 55　四象五行阵之天人合一化生万物

故《周易参同契解》括之曰："水、火、木、金虽各据一方，而皆秉中宫土德。张紫阳诗曰：'四象五行全籍土'，土德之功大矣哉！"

此即笔者拟定并倡导"四象五行阵图"作为国医学基础理论、理法方药、临床实操等模式的理论依据。

第三节　四象五行阵图的临床运用

陶弘景《辅行诀五脏用药法要》运用的就是四象五行阵图。

衣之镖评《辅行诀五脏用药法要》说："《辅行诀》创造性地把体用作为一对阴阳置入太极元气学说，配置五行五脏，以肝木东、肺金西、肾水北、心火南、脾土居中而分上下的六合辩证模式，作为外感天行组方分类的根据。即不纯属阴阳辩证，也不纯属五脏辩证，乃是二者有机结合的理论体系，进一步发展和完善了天人合一思想。"

此即四象五行阵图的框架，再看其所用方药。

阴阳二旦汤的方意："天清地浊二气的交互运动，化生为阴阳二气，阴阳二气的交互运动，以太阳与月亮的升降为象。《辅行诀》所谓之阴阳二旦，乃是以太阳与月亮的初生为象。分析阴阳二旦小方中均有芍药、生姜、炙甘草、大枣四味药物。"其中"芍药生姜两味，一象地一象天，一

凉一温，一收一散，一升一降相互调平则与清与浊均无所损益，仍是混元状态”。“炙甘草味甘平，解百药毒，为九土之精，味甘有淡味之意，有中土立极之义”。“大枣味甘平，安中养脾，平胃气，和百药，在气味性能上与甘草有诸多相同之处，亦可为中土之药而有些微之异”。阳旦汤加桂枝，阴旦汤加黄芩，主拱中州脾土。阳土统木火，阴土统金水。陶弘景称阴旦汤为“升阳之方”，阴旦汤为“降阴之方”。陶弘景对阳旦、阴旦、青龙、白虎、朱雀、玄武六个药方有高度评价：“此六方者，为六合之正精，升降阴阳，交互金木，既济水火，乃神明之剂也。张机撰《伤寒论》，避道家之称，故其方皆非正名也但以某药名之，以推主为识耳。”

《辅行诀》的六合正精方剂源出商代伊尹所著《汤液经》。《辅行诀五脏用药法要》认为：《汤液经》的“六合正精”方剂，如同排兵布阵的战法，号称与天地阴阳、四时万物相呼应，具有“升降阴阳，交互金木，既济水火”的功效，被尊称封“神明之剂”。

由此推知，四象五行阵图的运用至少可以追溯到商代，已经用于临床。

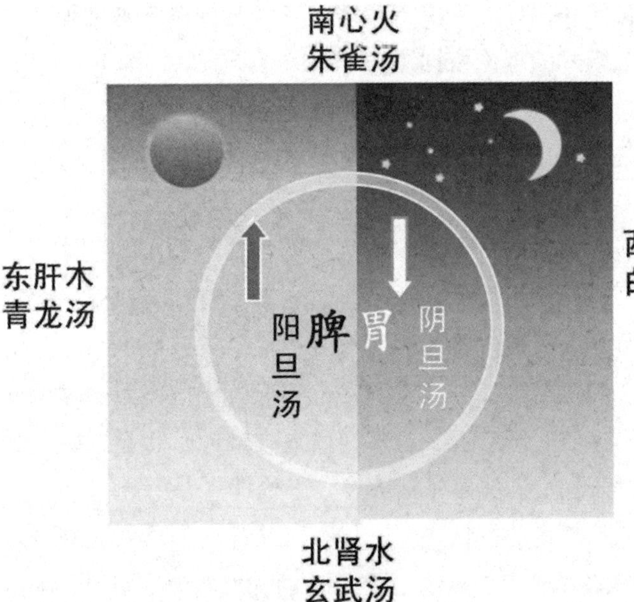

图 56　四象五行阵之二旦四神汤

第八章　万物生成之谜

人们对世界万物的生成，常常会提出一个令人难以解释的有趣问题：世界上先有的鸡还是先有的蛋；先有的男还是先有的女；先有的树还是先有的树种；先有的草还是先有的草籽等。这个千古之谜，看似难解，其实古代先贤早有明确的阐述。

第一节　阴阳交合应度育种

《周易参同契》曰“应度育种，阴阳之源”，意指任何生物个体，皆寓阴阳，其盛衰成败，皆源于阴阳多寡，源于组成生物体的阴阳消长变化。阳多则阴少，阴多则阳少。阴阳搭配度数得宜，则可孕育产生形形色色的新物种；阴阳度数搭配失调，则易发生疾病或导致物种变异。

《黄帝阴符经》曰：“天地，万物之盗。”是说万物盗取天地之炁而生成。

其释曰：“天覆地载，万物潜生，冲炁暗滋，故曰盗也。”

其疏曰：“天地者，阴阳也。阴阳二字，洎乎五行，共成其七，此外更改于物，则何惑之甚矣？言天地万物，胎卵湿化，百谷草木，悉承此七炁而生长，从无形至于有形，潜生覆育以成其体，如行窃盗，不觉不知。天地亦潜与其炁，应用无穷，万物私纳其覆育，各获其安，故曰天地，万物之盗。”

上述意释：自然万物的种源发育皆始于阴阳碰撞结合之度数。其至理源于“阴阳概念”的四句真言：阴阳概念源日月，日月属性为热寒，寒热功用系聚散，阴阳气交万物生。

《内经》云：“气之升降，天地之更用也。升已而降，降者谓天；降已而升，升者谓地。天气下降，气流于地；地气上升，气腾于天。故高下相召，升降相因，而变作（由无生有，万物因此种育发生）矣!”

《周易乾凿度》认为：天地万物之有形生于无形，要经历太易、太初、太始、太素四个时段。太易时，地球上只有日月未有气；太初时，开始有气；太始时，有了形象；太素时才开始产生物质。当炁 、形、质具而未分离之际，称作浑沦。浑沦者，言万物相浑成而未相离，视之不见、听之不闻、循之不得的状态。这个浑沦状态就是老子《道德经》所说“道生一，一生二，二生三，三生万物”的“一”；“二”即太极图中首尾相偎，密不可分的阴阳鱼，即太阳日太阴月的象征；“三”指（太极图中的表示阴阳气交的“S”线）日月作用于地球形成的大气层，这个围绕地球的大气层，才是万物生长繁衍的基础。

进一步溯源“阴阳”概念，又可延伸为，“阳”为太阳日，泛指在白昼对万物产生煊散的功能作用，“阴”泛指为太阴月亮协同五星、二十八宿等，在夜晚对万物产生收敛凝聚力量。“日月阴阳”的寒热属性，具有凝聚散大的功能作用，两者的对立、碰撞、交合，是产生宇宙万物的原动力。故万物种类的形成，源于阳散阴聚生成种核，又承蒙阴阳二炁加上木炁、火炁、土炁、金炁、水炁共七炁的“天覆地载，冲炁暗滋”，无论是“胎卵湿化”的动物，还是“百谷草木”的植物，“悉承此七炁而生长，从无形至于有形，潜生覆育以成其体”，如滚雪球般逐渐聚集物质而成。所以虽然万物生成各异，然其物种发育根源，皆因于阴阳交合。

第二节　至道生万物

《黄帝阴符经》曰：“人知其神而神，不知不神之所以神也。”

释曰：“阴阳生万物，人谓之神；不知有至道，静默而不神，能生万物阴阳，为至神矣。”这个“不神”是什么？是“至道”，是能够生成万物却看不到、摸不着的神秘物质。

李荃注疏曰：“神者，妙而不测也。《易》曰：‘阴阳不测谓之神。’人但见万物从阴阳日月而生，谓之曰‘神’，殊不知阴阳日月从不神而生焉。不神者何也？至道也。言至道虚静，寂静而不神。此不神之中，能生日月阴阳、三才万物种种滋荣，而获安畅，皆从至道虚静中来，此乃不神之中而有神矣。其理明矣。”

又曰：“日月有数，大小有定。圣功生焉，神明出焉。”

释曰：“日月运转不差，度数大小有定，方显圣功之力生焉，神明之功出焉。”

李荃疏曰：日月者，阴阳之精炁也，六合之内为至道也。日月度数大小，律历之所辨，咸有定分，运转不差，故云“日月有数，大小有定”。“圣功生焉”者，六合之内，赖此日月照烛、阴阳运行而生成，万物有动植，功力微妙至于圣，故曰“圣功生焉”。“神明出焉”者，阴阳不测之谓神，日月晶朗之谓明。言阴阳至神、日月至明，故曰“神明”。言天地万物，皆承圣功神明而生有，从无出有，功用显著，故曰“神明出焉”。又言世间万物，皆禀此圣功而生，大之与小，咸有定分，不相违越。

《道德经》25章曰：“有物混成，先天地生，寂兮廖兮，独立而不改，周行而不殆，可以为天下母，吾不知其名，字之曰道。强为名曰大。大曰逝，逝曰远，远曰反。故道大，天大，地大，王亦大。域中有四大，王居其一焉！人法地，地法天，天法道，道法自然。”

这个“道”在这里指的是先天“混元炁”。

《性命圭旨·大道》说：“夫道也者，位天地育万物曰道，揭日月生五行曰道，多于恒河沙数曰道，孤则独无一侣曰道，直入鸿蒙而还归溟涬曰道，善集造化而顿超圣凡曰道，目下机境未兆而突尔灵通曰道，眼前生杀分明而无能逃避曰道，处卑污而大尊贵曰道，居幽暗而极高明曰道，细入沙尘曰道，大包天地曰道，从无入有曰道，作佛作仙曰道，佛家五千四十八卷也说不到了处，中庸三十三章也说不到穷处，道德五千余言也说不到极处。道也者，果何谓也？一言以定之曰，炁也。原夫一炁蟠集，溟溟涬涬，窅窅莫测，氤氲活动，含灵至妙，是为太乙，是为未始之始。始也是为道也。”“夫天地之有始也，一炁动荡，虚无开合，雌雄感召，黑白交凝，有无相射，混混沌沌，冲虚至圣，包元含灵，神明变化，恍惚立极，是为太易，是为有始之始。始也，是谓道生一也。”

所以张景岳《医易义》曰：“气之为物，聚而有形；物之为气，物散无象。”故生命体之本源，源于看不见，实际含有微小物质的“先天混元炁”。在日月寒热，度数大小不同的碰撞交合下偶然形成的。

更具体地说：万物之生，源于天气，生于日月南北回归运动，阴阳升降所形成的木火土金水的天上五炁；万物之成，源于地气，成于木火金水四象围于外，土五空虚居于中的地下五炁。

天气：因于太阳光热具有分解作用，将物质分解还原为最小粒子，如中子、原子、电子等。

地气：因于太阴寒冷具有凝集作用，将微小粒子有序碰撞敛聚凝合在一起，形成新的物质。

《素问·阴阳应象大论》总结曰："阳化气，阴成形。"景岳释之曰："阳动而散，故化气；阴动而凝，故成形。"

李师履谦先生更括之曰："万物之生乃吸收、化合、凝聚自然界的金木水火土五炁而生；万物之死乃分化、溶解、消散为自然界的金木水火土五炁而亡。"

王冰曰："万物化生，悉由合散。"合散之由，即日月寒热的热胀冷缩物理作用。

故经云："阴阳者，天地之道也，万物之纲纪，变化之父母，生杀之本始，神明之府也。"

故曰：形炁本一，相互转化，在天为气，在地成形。形气相感，化生万物。形类异同，源因境遇异耳！

第三节 天地合气万物偶生

王充《论衡》曰："儒者论曰：'天地故生人。'此言妄也。夫天地合气，人偶自生也，犹夫妇合气，子则自生也。夫妇合气，非当时欲得生子，情欲动而合，合而生子矣。且夫妇不故生子，以知天地不故生人也。然则人生于天地也，犹鱼之于渊，虮虱之于人也，固气而生，种类相产。万物生天地之间，皆一实也。"故曰："物之变随气，气之变随天。"

意为，儒者评论说"天地有意识地创造了人"，这话荒诞不实。实际上是，天气与地气相结合，人是偶然地自己产生的。如同夫妻之间气愉悦性交合，孩子就自己产生了一样。其实，丈夫与妻子性欲愉悦交合之际，并不是当时想生孩子，而是情欲冲动的自然交合就产生了孩子。夫妻尚且没有意识地生孩子，何况天地哪！由此可推知，天地也不会有意识地创造人、创造万物的。人生在天地之间，就像鱼生在深水里，虱子生长在人身上一样，是凭借气而出生，是同种类东西相繁殖。万物产生于天地之间，都是同样的情况同样的道理啊！所以说，万物的变化是随阴阳二炁加上五行之炁等的变化而变化，七炁的变化又是随着斗转星移，日月南北回归运动等天体运转变化而变化的啊。

第四节　太极河洛衍生万物

一、太极寓万物生育之理

在叙述生物个体形成机理时，常以太极为模式，认为：太极者，理也；万物各有一个太极。

万物之生，负阴而抱阳，莫不有太极，莫不有两仪。两仪者，由阴阳鱼组成。阴阳鱼，代表着日月，以其寒热互推做圆周旋转运动，形成外实内虚的生物状态，即万物皆具中空之理。若进一步探其形成机理，可以得出：日阳热则散升，月阴寒则敛凝，为阴阳繁衍生物之本。万物散胀，遇阴寒则凝聚而成分开之个体。阴包阳外，内阳未穷四散外冲故为中空，阴寒位外敛凝固护内含阳热的生物个体，故躯壳坚硬。故李师孟阳真人曰：混沌易变卦象生，阴阳分判显空洞，渺茫之内空中洞，洞洞中虚又显空，空空洞洞无极象，万物分判在其中。逆转相克的洛书九宫图，中五为阳数居中，永为土之生数“土炁”。

故而阴阳无穷的交感变化，化为形形色色物种的基因，这些物种要经历物竞天择、强者生存的物种淘汰后，留下“精品生物”。形一受其生，神一发其智，情伪出焉，万绪起焉。此即古代先贤论述宇宙万物形成的理论根源。

二、河洛模式顺逆成万物

日月阴阳为万物之父母。其表现模式为河图洛书。

河图顺生对克：《周髀算经》定方位，太阳左升右降形成一年的春天木炁生火、夏天火炁生土、长夏土炁生金、秋天金炁生水、冬天水炁生木的顺生之势，同时，又皆具对面相克之势，如西金克东木，北水克南火，东木克中土，中土克下水。故顺生对克，如草木春生夏旺至秋则亡，以喻万物虽顺生而不久长。

洛书逆克对生：洛书用河图数，则上九为南金，下一为北水，左三为东木，右七为西火，中间为五土。形成北方一水克西方七火、西火克南方九金；南金克东方三木；东木克中间五土；中土克北方一水的逆行相克之势，同时，又皆具对面相生之势，如东木生西火；南金生北水；西火生中土；中土生南金。以喻万物经过逆行相克的自然淘汰，具有物竞天择、适者生存之意。

这种自然淘汰规律，是生物存留遗传的必要前提。是万物从自由王国逐渐向必然王国发展的铁律。

三、河图生成喻五行炁质

河图之生数为开物之先天，以生五行气象；成数成物于后天，形成五行物质。河图生成数本义：气聚成水为形质，水散化气为炁象。物质分散为单质之炁象，即河图之生数，亦即“至道”生万物所谓的“不神之神”。单质凝聚成复合之形体，即河图之成数，亦即万物形成之谓，亦即在天为象，在地成形，形炁相感，化生万物，此皆日月寒热生成万物的真谛。

故《内经》曰：“阴阳者，天地之道也，万物之纲纪，变化之父母，生杀之本始，神明之府也。”

第五节　阴阳化五行，五炁生万物

五行此指五行炁，五行炁的生成源于日月的南北回归运动。

《内经》以四季五方五炁化生五虫为例说明五行生万物。

春天东方毛虫生：太阳从南回归线向北向地球移近，天气由温暖渐热，出生的虫子无寒气束缚，向外疯长，无有制约，故毛虫在春天盛行。

秋天西方甲虫生：太阳从北回归线南行远离地球，凉寒气至，出生的虫子受寒气收敛束缚，故皮甲厚实而无毛。

夏天南方羽虫生：夏日来临，离照当空，阳浮热盛，出生虫子无有制约，生羽飘飞。

冬天北方鳞虫生：冬至寒来冰封千里，地面万物不生，阳潜地下，深水反暖，诸虫皆死，唯有鳞虫得地下温热之厚爱，尚具生养之能。

裸虫位四方之中，合四季之宜者皆可生育。

天下动物无论大小，皆不出此五类，人类亦然，归属裸虫。

例如，自然界岁运五炁偏盛则发现：火旺天干，羽虫飞扬（生翅高飞）；水衍地湿，鱼虾泛盛（多鳞喜水）；木盛风烈，毛虫为患（多毛体长）；金燥干烈，介虫为殃（壳坚味辛）；土壅湿胜，倮虫滥生（质软中空）。此皆因五行之偏盛而生。

故动植万物皆秉阴阳之气而生，因五行之异而成五虫、五果、五菜、五谷之类。

第六节　生物分动植　气立与神机

炁之升降育植物，炁之出入生动物：天生万物，因阴阳动静不同而分动物、植物两大类种。

岐伯曰：根于中者，命曰神机，神去则机息；根于外者，命曰气立，气止则化绝。

意为：物之根于中者为动物，以神为之主，而其知觉运动，即神机之所发也，故神去则机亦随而息矣。物之根于外者为植物，必假借外气以成立，而其生长收藏，即气化之所立也，故气止则化亦随而绝矣。所以动物之神去即死，植物之皮剥即死，此其生化之根，动植之异也。

《六微旨大论》曰：出入废则神机化灭，升降息则气立孤危。故非出入则无以生长壮老已，非升降则无以生长化收藏，即根于中外之谓。

阳主动，阴主静。阳动而生动物，动物以气的呼吸出入为生命之本，故非出入则无以生长壮老已；阴静而生植物，植物以春夏秋冬四季气的升浮降沉为滋生之本，故非升降则无以生长化收藏。

第七节　炁化生万物

履谦先生曰：人（万物）之生乃吸收、化合、凝聚自然界的金木水火土五炁而生；人（万物）之死乃分化、溶解、消散为自然界的金木水火土五炁而亡。

此亦是道家“气聚成形，形散为气”的核心所在。

一、万物基因形成于七炁

《黄帝阴符经》认为：天地阴阳寒热二炁，加上木火土金水五行之炁，共成七炁，以此为据，更改世界万物。无论胎卵湿化的动物，还是百谷草木的植物，“悉承此七炁而生长，从无形至于有形，潜生覆育以成其体”。

人类亦然，也是秉承自然界的金木水火土五炁之吸收、化合、凝聚，在日月回转、四季运行、昼夜循环之下，得天地自然之气，生而长之，扩而大之，形成了由五脏六腑、四肢百骸、皮毛筋骨、五官九窍、营卫经络等所构成的胎儿，诞生于世而成为人。

二、胎孕生成皆源于气

百谷草木，得春之木气而生，得夏之火气而长，得长夏之土气而化，得秋之金气而敛，得冬之水气而藏，故“春种一粒粟”可以“秋收万颗子”。若逆时令而种植，期望‘秋种一粒粟，春收万颗子’显然是不妥的。

1. 阳生阴长，物炁互化

阳热则煊通发散，使物散为气，目视之为无物；阴寒则收引凝聚，致气聚成形，目视之万物彰。

故《阴阳应象大论》曰：阳化气，阴成形。（景岳释之曰：阳动而散，故化气；阴动而凝，故成形。）

寒气生浊，热气生清。（寒气凝滞，故生浊阴；热气升散，故生清阳。）

天制色，地制形（色化于气，其象虚，虚本乎天也。形成为质，其体实，实出乎地也。故司天之气制五色，在泉之气制五形），五类衰盛，各随其气之所宜也。故有胎孕不育，治之不全，此气之常也。

2. 五炁盛衰，生成五虫

阴阳五炁生万物，故动物体质的形成亦不脱此机栝，《类经》为证。

《素问·五常政大论》：“帝曰：岁有胎孕不育，治之不全，何气使然？（治，谓治岁之气。）岐伯曰：六气五类，有相胜制也，同者盛之，异者衰之，此天地之道，生化之常也。”（五类者，五行所化，各有其类。如毛虫三百六十，麟为之长；羽虫三百六十，凤为之长；裸虫三百六十，人为之长；介虫三百六十，龟为之长；鳞虫三百六十，龙为之长。凡诸有形动物，其大小高下五色之异，各有其类，通谓之虫也。然毛虫属木，羽虫属火，裸虫属土，介虫属金，鳞虫属水，六气五类，各有相生相制，同者同其气故盛，异者异其气故衰。）

“故厥阴司天，毛虫静，羽虫育，介虫不成；”（己亥岁也，厥阴风水司天，则少阳相火在泉。毛虫同天之气，故安静无损。羽虫同地之气，故多育。火制金之化，故介虫不成。）“在泉，毛虫育，裸虫耗，羽虫不育。”（寅申岁也，厥阴风木在泉。毛虫同其气，故育。木克土，故裸虫耗。木郁于下，火失其生，故羽虫虽生而不育。按：此六气五类，胜制不育，岁有司天在泉之分，故其气应各有时，而五类之生育亦各有时，以生育之期，而合气应之候，再以五色五性参其盛衰，无不应者。观《六元正纪大论》曰：岁半之前，天气主之；岁半之后，地气主之；上下交互，气交主之。则司天之气，当自大寒节为始，以主上半年。在泉之气，当自大暑节为始，以主下半年。上下交互之气，则间于二者之间，而主乎中也。）

“少阴司天，羽虫静，介虫育，毛虫不成；”（子午岁也，少阴君火司天。羽虫同天之气，故安静。介虫同地之气，故育。金气在地则木衰，故毛虫胎孕不成。）“在泉，羽虫育，介虫耗，不育。”（少阴在泉，卯酉岁也。羽虫同其气，故育。介虫受其制，故耗而不育。）

“太阴司天，裸虫静，鳞虫育，羽虫不成；”（太阴湿土司天，丑未岁也。虫同天之气，故安静无损。鳞虫同地之气，故育。在泉水盛则火衰，故羽虫胎孕不成。）“在泉，虫育，鳞虫不成”。（太阴在泉，辰戌岁也。虫同其气，故育。鳞虫受其制，故不成。详此少一耗虫。）

“少阳司天，羽虫静，毛虫育，虫不成；”（少阳相火司天，寅申岁也。羽虫同天之气，故静。毛虫同地之气，故育。在泉木盛则土衰，故虫不成。）“在泉，羽虫育，介虫耗，毛虫不育。”（少阳在泉，己亥岁也。羽虫同其气，故育。介虫受其制，故耗。火在泉，则木为退气，故毛虫亦不育。）

“阳明司天，介虫静，羽虫育，介虫不成；”（阳明燥金司天，卯酉岁也。介虫同天之气，故静。羽虫同地之气，故育。复言介虫不成者，虽同乎天气，而实制乎地气也。）“在泉，介虫育，毛虫耗，羽虫不成。”（阳明在泉，子午岁也。介虫同其气，故育。毛虫受其制，故耗。金火之气不相和，故羽虫不成。）

“太阳司天，鳞虫静，裸虫育；”（太阳寒水司天，辰戌岁也。鳞虫同天之化，故静。虫同地之化，故育。）“在泉，鳞虫耗，裸虫不育。”（太阳在泉，丑未岁也。鳞虫同其气，故育。羽虫受其制，故耗。水土之气不相和，故虫不育。按：此当云鳞虫育、羽虫耗，今于鳞虫下缺育羽虫三字，必脱简也。）“诸乘所不成之运，则甚也。”（上文言六气，此兼五运也。以气乘运，其不成尤甚。故木乘木运，则裸虫不成；火乘火运，则介虫不成；土乘土运，则鳞虫不成；金乘金运，则毛虫不成；水乘水运，则羽虫不成。故上文言不成不育者，谓其衰少耳，非全无也。此言甚者，则十全其二三耳。）

“故气主有所制，岁立有所生。”（气主者，六气主乎天地也。岁立者，子甲相合，岁气立乎中运也。制者，盛衰相制也。生者，化生所由也。《六微旨大论》曰：天枢之上，天气主之；天枢之下，地气主之；气交之分，人气从之；万物由之。即气主所制，岁立所生之义。）

“地气制己胜，天气制胜己，”（地气制己胜，谓以己之胜，制彼之不胜，如以我之木，制彼之土也。天气制胜己，谓司天之气，能制夫胜己者也。如丁丑、丁未，木运不及，而上见太阴，则土齐木化，故上宫与正宫同。癸卯、癸酉，火运不及，而上见阳明，则金齐火化，故上商与正商同。乙巳、乙亥，金运不及，而上见厥阴，则木齐金化，故上角与正角同者是也。盖以司天在上，理无可胜，故反能制胜己者。胜己者犹可制，则己胜者不言可知矣。）“天制色，地制形，”（色化于气，其象虚，虚本乎天也。形成为质，其体实，实出乎地也。故司天之气制五色，在泉之气制五形。）“五类衰盛，各随其气之所宜也。故有胎孕不育，治之不全，此气之常也。”（气之所宜，谓色青形毛者宜于木之类也。有所宜则有所不宜，故胎孕有不育，治化有不全，皆岁气之常也。）

“所谓中根也，”（凡动物之有血气心知者，其生气之本，皆藏于五内，以神气为主，故曰中根。）“根于外者亦五，”（凡植物之无知者，其生成之本，悉由外气所化，以皮谷为命，故根于外。）“故生化之别，有五气、五味、五色、五类互宜也。”（无论动植之物，凡在生化中者，皆有五行之别。如臊焦香腥腐，五气也。酸苦甘辛咸，五味也。青赤黄白黑，五色也。物各有类，不能外乎五者。物之类殊，故各有互宜之用。）

“帝曰：何谓也？岐伯曰：根于中者，命曰神机，神去则机息；根于外者，命曰气立，气止则化绝。”（物之根于中者，以神为之主，而其知觉运动，即神机之所发也，故神去则机亦随而息矣。物之根于外者，必假外气以成立，而其生长收藏，即气化之所立也，故气止则化亦随而绝矣。所以动物之神去即死，植物之皮剥即死，此其生化之根，动植之有异也。《六微旨大论》曰：出入废则神机化灭，升降息则气立孤危。故非出入，则无以生长壮老已；非升降，则无以生长化收藏。即根于中外之谓。）

“故各有制，各有胜，各有生，各有成。”（根中根外，皆如是也。）“故曰不知年之所加，气之同异，不足以言生化，此之谓也。”（《六节藏象论》曰：不知年之所加，气之盛衰，虚实之所起，不可以为工矣。与此大同。）

此为景岳先生诠释《内经》五类动物的生育盛衰，无不受天地炁运变化的影响。

故经云：至道在微，变化无穷，孰知其源，孰知其要，孰知其良。恍惚之数，生于毫厘，起于度量，千之万之，可以益大，推之大之，其形乃制。

意为：至渺至微的先天混元炁是变化无穷的，谁也不知道它的源流起于何处，谁也不知道它要做什么，谁也不知道它的奥妙能力在哪里。然而却在恍恍惚惚、模模糊糊的毫厘微渺之中衍生了万物。其实啊，它们的出现是因于日月阴阳寒热的度数各异，而演绎成千变万化的、绚丽多彩的动植万物的，它们是借助着“炁”的天覆地载，育种滋生万物，由无形到有形，由弱小到盛大，从而形成现在的宇宙万物！

故《素问·宝命全形论》曰：“天覆地载，万物悉备，莫贵于人，人以天地之气生，四时之法成。”“夫人生于地，悬命于天，天地合气，命之曰人。人能应四时者，天地为之父母。”

喻嘉言更在《医门法律·大气论》说：“人，气以成形耳，惟气以成形，气聚则形存，气散则形亡。”诚为要言不烦，一语中的。

第九节　从孕胎生成看阴阳交合应度生万物

从夫妻愉悦气交至精卵结合生成胎儿，可以展示日月阴阳应度交合育种万物之理。

一、精子和卵子结合形成受精卵的过程

精子和卵子结合的过程看似神秘。如果我们将这神秘的面纱揭开，将会发现精、卵结合生成胎儿的过程，将是阴阳交合应度生成万物的缩影。

性交时，男子每次排出约2亿~4亿个精子。男子的精子射入女子的阴道后，大部分精子随精液从阴道内排出。因为宫颈管黏液呈碱性，有利于精子活动，小部分精子依靠尾部的摆动前进，很快即游向宫颈管，精子释放蛋白溶解酶溶解宫颈黏液；由性交引起的子宫收缩及输卵管蠕动加速了精子的运动；输卵管肌层的蠕动，黏膜纤毛的摆动及黏液细胞分泌的输卵管液的流动，促进了精子由宫腔向输卵管壶腹部的运行。

精子运动至终点——输卵管壶腹部，将在那里等待与卵子结合。精子

从阴道到达输卵管最快时间仅需数分钟，最迟 4 ~ 6 小时，一般 1 ~ 1.5 小时。精子在前进过程中，沿途要受到子宫颈黏液的阻挡和子宫腔内白细胞的吞噬，最后到达输卵管的仅有数十条至一二百条。精子在和卵子受精前还要在女性生殖腔内经过一段时间的孵育，经过形态、生理、生化的改变，才具有受精能力，这个过程称为精子获能。这是一个物竞天择、汰劣存优的过程。

进入了女性的阴道后，精子们立即就开始了长时间的游动爬行，从阴道游到子宫的入口。在那里，阴道分泌出一种成网状的液体，当阴性的卵子飞奔出来的时候，此网口敞开，迎接阳性精子顺利通过。此网起到推波助澜作用，帮助精子们继续上行。除了在排卵后大约 24 小时之内，其他时间，这个网都是关着的，阻止精子等进入子宫内。此为阴阳的异性吸引现象。

通过“关卡”的精子大约是射精总量的千分之一。此后，他们以每分钟 2 ~ 3 毫米的速度往前游，这在人类看来是缓慢悠闲的，但是小精子们已经是竭尽全力“飞”速前进了。这时，落后的精子是数之不尽的：有些体力不济的中途歇气了，有些没有干劲的早就放弃了，还有些在原地打转，有的则走错了方向。坚持到最后、一直游动前进的精子，数目还不到 200。

卵子的外层被一层透明的薄膜保护着。此时突破重重障碍的精子终于与卵子相遇，卵子外膜成为它们第一道需要攻破的关卡。此时，精子们把头钻到卵子的外壁上，尾巴不断拍打着，卵子则随着精子尾部的运动缓慢地逆时针转动。

精子在女性输卵管内能生存 1 ~ 3 天，卵子能生存 1 天左右，如在女子排卵日前后数天内性交，精子和卵子可能在输卵管壶腹部相遇。这时一群精子包围卵子，获能后的精子其头部分泌顶体酶，以溶解卵子周围的放射冠和透明带，为精子进入卵子开通道路。最终只有一条精子进入卵子，同时抑制其他精子的穿入。此时精子的头已经钻进去了我们还可以看到它的中部和尾部，它就像一个不断旋转的钻头，在尾巴拍打的驱动下努力进入卵子。

精子完全进入卵子体内以后，通过核的融合，使父、母各 23 条染色体结合成为 46 条（23 对）染色体，然后形成一个新的细胞，这个细胞称为受精卵或孕卵，这个过程称为受精。这是一个新生命的开始。受精卵的染色体为 46XX 则为女性，46XY 则为男性。

二、精卵结合生成胎儿全过程

（一）概论

受精卵在受精后 24 小时即进行细胞分裂。受精卵从输卵管分泌的液体中吸取营养和氧气，不断进行细胞分裂。与此同时，通过输卵管的蠕动，受精卵逐渐向宫腔方向移动，3～4 天后到达宫腔。

到达宫腔时，受精卵已发育成为一个具有 12～16 个细胞的实心细胞团，形状像桑葚，所以称为桑葚胚，或桑塔胚。桑葚胚在子宫腔内继续细胞分裂，体积增大，出现腔隙及细胞液。此时的受精卵称为囊胚或胚泡。大约在受精后 6～8 天，胚泡的透明带消失而进入子宫内膜，这个过程，即孕卵植入，叫作着床或种植。此过程大约需要 4～5 天。孕卵着床的部位多在子宫腔上部的后壁，其次为前壁，偶见于侧壁。当受精卵在子宫着床时你可能会有些感觉，就是轻微的出血现象。受精后 6 周，人形已隐约可见。这时，胚胎的心跳每分钟 140～150 下，是母亲心跳的两倍。

胚泡着床后其细胞继续进行分化，形成三个胚层：外胚层、中胚层及内胚层，并相应地在不同的孕周发育成为胎儿的各个组织及器官。外胚层主要分化成神经系统、皮肤表皮及毛发等；中胚层主要分化为肌肉、骨骼、血液系统、循环系统及泌尿生殖系统的大部分；内胚层主要分化为消化系统、呼吸系统的上皮组织及有关腺体等。停经 5～8 周，受精卵发育为胚胎，9 周以后发育成为胎儿。胎盘等胎儿的附属物则一部分来自胚泡细胞的分化，一部分来自母体细胞的分化。

（二）胎儿在子宫内十个月发育过程

1. 妊娠一月胚芽生成

国医学曰：“妊娠一月，名始胚，足厥阴脉养之。”此言妊娠初始，足厥阴肝脉犹如春至天暖，万物生发，草木萌芽，而致胚芽形成。

胚胎学曰：受精卵在输卵管中行进 4 天到达子宫腔，然后在子宫腔内自由地停留 3 天左右，等待子宫内膜准备好了，便在那里找个合适的地方埋进去，这就叫作着床。受精卵经过多次分裂，形成一个细胞团，逐渐长大，同时开始分化，一部分变成胎儿，另一部分变成了供给胎儿营养并保护胎儿的附属器官。这是生命的第一周。

第二周，小生命生长得非常迅速，脊椎形成了，脑组织、脊髓及神经系统，还有眼睛，都具有一定的雏形，脊椎的另一头是一个小小的尾巴。此时开始有血管，心脏尚未形成，但在心脏生成的部位有心跳。

第四周时出现心脏，又过 1 周出现肢体萌芽，眼睛、耳朵随之出现，肺、肝也开始出现雏形，脑重量增加很快。

2. 妊娠二月名曰膏

国医学：“妊娠二月，名始膏，足少阳脉养之，儿精成于胞里。”妊娠初始足厥阴肝阴木萌生胚芽，历时四七二十八天，实为太阴月亮历天周二十八宿之数，作为女性的月经周期和妊娠月天数。足厥阴肝经为阴主静，静极生阳，故顺生足少阳胆经阳木。肝脉阴升，少阳火降，犹如阳春二月，万物繁茂蒸蒸日上，儿脑发达率先形成。

胚胎学：胚胎至第七周时，手足开始出现手指、足趾、眼睛清晰可见，胚胎开始伸直并在羊水中活动，整个外观近似幼儿，尾巴消失。至第八周末，胚胎已近 3 厘米，所有的器官已初具原形。以后的几个月就只待逐渐完善了。

3. 妊娠三月始为胎

国医学：“妊娠三月，名始胎，形象始化，手心脉主养之。”

足少阳胆经历周天二十八宿，阳极生阴，胆经阳木生手少阴阴火心经。心为君主之官，君主既立，国家已治。胎儿已成，五官已现，生殖器官可鉴。

胚胎学：小生命进入第三个月时，开始被称为胎儿。第八周初胎头占整个胎儿全长的 1/2，以后生长加快，至第十二周末身体重量增加 1 倍。内脏系统已开始具有功能，能吞咽羊水，变成尿液排泄出来。第九周时，男女胎儿外阴大致相似，至第十二周末，已显示成熟胎儿男女外阴的形态。

4. 妊娠四月六腑生

国医学：“妊娠四月，始受水精，以成血脉，手少阳三焦脉养之，儿六腑顺成。”

妊娠三月心火阴经静极生手少阳三焦阳火，犹如阳春三月，日暖江河，冻渠冰解，灌浇农田，胎儿脉成，润养全身。三焦为火，生土养腑，故六腑顺成。

胚胎学：第四个月（12～15 周），胎儿身长可达 16 厘米，体重约 120 克，生长迅速。胎头与身体的比例不那么悬殊了，腿相对变长，骨骼迅速骨化。在肝、胃、肠的功能作用下，已产生绿色的胎便，等出生后才能排出。皮肤出现胎毛。心率是成人的两倍。

5. 妊娠五月定五脏

国医学："妊娠五月，始受火精，以成其气，以定胎儿五脏，足太阴脉养之，五月之儿，四肢皆成。"四月三焦相火为阳主动，动极而静，静则生阴，故三焦阳火生足太阴脾阴土。四月、五月为孟夏、仲夏，离照当空，阳气溢泻，万物皆感阳光温煦而繁茂生长。经云："五脏者，藏精气而不泄。故满而不能实。"故时值此季，系生养五脏良机，又脾主四肢，亦为四肢发育的重要时段。

胚胎学：第五个月（16～19周），孕妇就会感觉腹内胎儿在踢自己以显示他的存在，这就是胎动。胎儿传来的另一个信息是可以在腹部听到胎心音，一般为120～160次/分。胎儿已具备听力，能听见声音，可开始进行胎教了。此时胎儿体长约25厘米，重约500克。

6. 妊娠六月筋经成

国医学："妊娠六月，始受金精，以成其筋，足阳明脉养之，六月之时，儿口目皆成（胃土）。"五月阴土生六月阳明阳土，土又生金。时值六月季夏火旺，以火制金，金方成器；金盛制木，肝筋畅通。肺主皮毛，故五官分明。

胚胎学：第六个月（20～23周），胎儿约30厘米长、660克重，两条胳膊弯曲在胸前，两只膝盖提到腹部。亦是肺部发育良机，若胎儿这时出生，往往仅能存活几个小时，因为呼吸系统发育还不完善。

7. 妊娠七月皮毛全

国医学："妊娠七月，始受木精，以成体，手太阴脉养之，七月之时，儿皮毛已成（肺金）。"六月阳土生太阴肺经。草木经夏狂长繁盛，得秋金敛降之气杀其赘枝衍叶，以成栋梁。此喻金降木炁，敛肝藏血柔筋，始显肝主精筋连缀形成人体之要。

胚胎学：第七个月（24～27周），胎儿约35厘米长、1000克重，看起来像个小老头儿。这时出生的胎儿虽能有浅表的呼吸和哭泣，但仍很难存活。

8. 妊娠八月九窍通

国医学："妊娠八月，始受土精，以成肤革，手阳明脉养之，八月之时儿九窍皆成（大肠金）。"脾土如地球，自转行运化。肺金主肤革，全赖脾土生。土精生养四脏，九窍随之通流。八月胎儿已可存活。

胚胎学：第八个月（28～31周），胎儿身长约40厘米，体重约1700克。胎儿在子宫内活动自由，胎动协调，位置基本固定，一般头部朝下。神经系统进一步完善，肺及其他内脏已基本发育完成。这时出生的早产儿，如在暖箱里精心照料，已能存活。

9. 妊娠九月补虚缺

国医学："妊娠九月，以受石精，以成皮毛，六腑百节，莫不毕备，时谓养皮毛，足少阴脉养之，九月之时，儿脉续缕皆成（肾水）。"妊娠九月，五脏六腑、四肢百骸业以成形。足少阴肾经主养者，因肾主封藏，正以其主骨益髓，强筋壮骨之能，行补缺固体完善弱胎之功。

胚胎学：第九个月（32～35周），胎儿约45厘米长，体重在4周内可以增加1000克，发育基本完成。这时出生的早产儿如果能精心照顾，成活率可达90%以上。

10. 妊娠十月待生产

国医学："妊娠十月，五脏俱备，六腑齐通，纳天地于丹田，故使关节人神咸备。"妊娠十月，十为河图之成数，喻胎已形神毕具，瓜熟蒂落，待产矣！

胚胎学：第十个月（36～40周），胎儿发育完成，约50厘米长、3000克重。皮肤呈白色微带粉红色，体表有一层白色的脂肪，胸部发育良好，双乳凸出，会打嗝，会吮自己的拇指，男性睾丸常位于阴囊内。胎儿准备离开母体。

三、孕胎生成皆秉天地阴阳之炁

巢氏《诸病源候论》说："胚胎兆于一气，胚者气之形，胷者气之凝，胎者形之着。先天以制生化，故以水火金木土石制而化焉。而养以逆，而化以顺。而成自然之妙也。"

释曰：胚胎的形成源于先天混元炁。具体可分胚、胷、胎三个阶段叙述。胚者，是气初聚，形炁未分的一团炁象；胷者，形炁已分，阴精凝聚而脏腑未分，九窍未通的气血混沌的聚合物；胎者，脏腑已具，五官形成，性别可辨，人之雏形已成。此三者，初月形炁未分的一团炁象，可谓天之阳气下降；二月混沌混合物，可谓地之阴炁凝聚上升；三月形体毕具，五官分明者，胎儿已成。正合《内经》"天气下降，地气上升，气交之中，人之居也，万物由之”之论。

《素问·阴阳应象大论》曰：阳化气，阴成形。景岳释之曰：阳动而散，故化气；阴动而凝，故成形。

夫妻交合犹如天道季节轮转：新婚夫妻脱衣上床，爱慕愉悦，相互温存，如春之温暖百花怒放；阴茎充盈勃起如夏季温热，万物生机蓄势蓬发勃起；阴阳交合，阳精喷射，阴道津流，大汗淋漓，犹如长夏湿气回荡，万物化生；精泻人疲阴茎渐缩，如秋至万物收敛；性交结束，精泻气敛，阴茎缩入，如冬之万物收藏。

由之可见，夫妇性生活，亦具春生、夏长、长夏化、秋收、冬藏等五季变化，日月阴阳生万物之天道。

夫妇愉悦，兴而合体，未欲生子，子偶自生也。

天日阳热其气下射，地月阴寒其气上升，二气交融，孕生万物，也为气交偶成也。

自然万物生成，皆源于日、月、地三者规律运动，产生了炁。炁之动态形成日热下射形成“天气下降”，月寒吸引形成“地气上升”态势。由之形成天地之气的交合，成为万物生死盛衰之本。

故《灵兰秘典》曰：“至道在微，变化无穷，孰知其源。窘乎哉，消者瞿瞿，孰知其要。闵闵之当，孰者为良。恍惚之数，生于毫厘，毫厘之数，起于度量，千之万之，可以益大，推之大之，其形乃制。”诚为至理名言。

《周易参同契》曰：“玄幽远渺，隔阂相连，应度育种，阴阳之源。寥廓恍惚，莫知其端。”

无崖子释之曰：浑沦元气，升浮降沉，周乎太空，合以中五，而生九金八木七火六水，故五炁归土则五行全而万物生矣。

云峰道士《道论》曰：天地自作，阴阳相和，万物生焉。形象相参，杳漭虚无，静笃生有，无无生物，物终归没，生灭共济，成败相繁，恍惚无定，历历无穷。

万物自妙，各理体道，阴争阳搏，物适其约。阳动阴静，阳承阴受，阳吐阴纳，阳上阴下，阳奇阴偶，奇偶相加，生成万化。

道之妙玄，高深叹赞，天高地厚，星曜列位，日清月朗，万物并茂。

诚为揭示宇宙万物生死成败之真谛也。

第九章　精神魂魄解

经云：心藏神，肝藏魂，肺藏魄，肾藏精，脾藏意，是谓五脏所藏。这是国医学对五脏生理功能的独特专述。由于现代医学从解剖生理学角度对此无法解释，故当代学者对五脏藏神论述较少，致使业医者对其生成机理、功能作用概念模糊不清，极大地阻碍了国医学的传承和发展。

概言之，春之肝木生夏之心火，故曰：魂为神之初，神为魂之隆，魂神本一体；秋之肺金生冬之肾水，故曰：魄为精之始，精为魄之终，魄精本一家。

春气升发，肝藏之魂动而上腾则生神；秋气敛降，肺藏之魄静而垂降则生精。脾居中州主四脏，斡旋木火金水四炁，统升浮降沉之权，故脾能藏意。

本章将用四象五行阵图模式，以天人相应规律探讨五脏藏神机理。

第一节　魂魄解

唐容川先生曰："夫谈医而不及魂魄，安知生死之说哉？"

肝藏魂，其五行属木，五季为春，五方位东；肺藏魄，其五行属金，五季为秋，五方位西。经云：木金者，阴阳（升降）之道路。故肝肺所藏魂魄，亦具阴阳升降动静之能。简述于下。

（一）春木升秋金降

1. 春天木炁升，草木向上生

春天木炁升发机理的形成，源于日月南北回归运动的天体变化。冬天太阳南行，远离地球，对地球光热辐射大减，地面寒冷，千里冰封，万里雪飘，而此时地下却是很热，热气被冰雪寒气封闭不得外出，犹如高压锅盖封闭了锅内热气不能散发出来一样。冬至节后，太阳直射点从南回归线向北移动，光热辐射增加，融化了冰雪，地下的阳热之气，犹如打开了高压锅盖，释放锅内高压热气一样，急促喷射而出。带动促进了树根、草籽的发芽生长，故春季来临，动植万物皆从地下升发出来，没有一个向地下钻的，这就是木炁升发的真谛。

此时，天气越来越热，花儿开了，鸟儿来了，蛰伏动物出来了等等，总之，整个世界都沸腾起来了。

2. 秋天金炁降，寒凉万物伏

秋天金炁肃降机理的形成源于日南移。夏至节后，太阳直射点从北回归线向南移动，远离地球，光照渐少，天气转凉。寒则收敛，万物获得的阳热温散生长之能受到限制，开始收缩，空气中水汽也因之凝为露水落下，空气干燥，植物开始干枯、落叶甚至死亡。天空晴明如镜，百谷草木衰败不生，鱼甲裸虫准备蛰藏避寒，万物皆随秋金敛降之气下行，此即金炁肃降的真谛。

从四象五行阵图不难看出，春天万物升出地面沸腾喧闹，可谓阳动生万物，秋天万物缩入地坪肃降寂然，可谓阴静杀万物。两者一升一降，一温一凉，在自然界掌司万物的生死盛衰，在人类调节着人体气机，完善人体的重要生理活动。故《周易参同契》喻魂魄关系曰："阴阳为度，魂魄所居。阳神日魂，阴神月魄。互为宅室。"

3. 古代先贤论述魂魄集

《性命圭旨·魂魄说》："鬼云为魂，鬼白为魄。云者风，风者木；白者气，气者金。风散故轻清，轻清者，魄从魂升，金坚故重浊，重浊者，魂从魄降。故圣人以魂运魄，众人以魄摄魂。魂昼寓目，魄夜舍肝。寓目能见，舍肝能梦。梦多者，魄胜魂，觉多者，魂制魄。盖因魄有精，因精有魂，因魂有神，因神有意，因意有魄，五者运行不已。魂者，气之神，有清有浊，口鼻之所以呼吸者，呼为阳伸，吸为阴屈也。魄者，精之神，有虚有实，耳目之所以视听者，视为阳明，听为阴灵也。阳神曰魂，阴神曰魄，魂之与魄，互为室宅。生谓之精气，死谓之魂魄，天下公共底谓之鬼神也。"

《太上黄庭内外景经附·黄庭经讲义》汇论古今之说：自古言魂魄者，理论至颐，不可毕陈，挈其大纲，约有十说：

（1）以阴阳论魂魄者

陈氏礼记注曰：魂者阳之灵而气之英，魄者阴之灵而体之精。高诱《淮南子注》曰：魂者阳之神，魄者阴之神。

魂魄圖
魂者氣之神有清有濁口鼻
之所以呼吸者呼為陽伸吸
為陰屈也魄者精之神有虛
有定耳目之所以視聽者視
為陽明聽為陰靈也
陽神曰魂
陰神曰魄
魂之與魄
互為室宅
生謂之精
氣死謂之
魂魄天下
之鬼神也

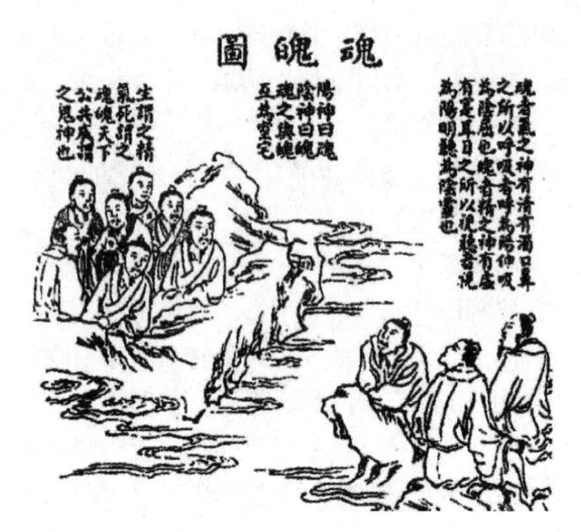

图 57 《性命圭旨》魂魄图：三人喻三魂；七人喻七魄

（2）以五行论魂魄者

《朱子全书》曰：魂属木，魄属金。所以说三魂七魄，四时金木之数也。

（3）以五脏论魂魄者

《内经》云：心藏神，肝藏魂，肾藏精，肺藏魄。又曰：随神往来者谓之魂，并精出入者谓之魄。此言魂与神一家，魄与精一家，正合丹道东三南二，木火为侣，西四北一，金水同宫之说。

（4）以鬼神论魂魄者

《礼祭义》曰：气也者，神之盛也；魄也者，鬼之盛也。气即魂意，魂与气，古人常合为一谈，如延陵子“骨肉归于土，魂气无不知”之语可见。

（5）以动静论魂魄者

《性理大全》引宋儒说云：动者，魂也；静者，魄也。动静两字，括尽魂魄。凡能运用作为，皆魂使之尔，魄则不能也。

（6）以升降论魂魄者

《朱子全书》曰：人将死时，热气上出，所谓魂升也；下体渐冷，所谓魄降也。

（7）以志气论魂魄者

《朱子全书》引《苏氏易解》曰：众人气胜志而为魂，志胜气而为魄。

（8）以思量与记忆论魂魄者

宋儒黄勉齐曰：人只有个魂与魄，人记事自然记得底是魄，如会恁地搜索思量底便是魂。魂主经营，魄主受纳。

（9）以知觉与形体论魂魄者

《礼祭义》陈氏注曰：人之知觉属魂，形体属魄。如口鼻呼吸是气，那灵处便属魂；视听是体，那聪明处便属魄。

（10）以生成之先后论魂魄者

《春秋左氏传》云：人生始化曰魄，既生魄，阳曰魂。后儒为之解曰：始化是胎中略成形时，人初间才受得气，便结成个胚胎模样是魄，既成魄，便渐渐会动，属阳曰魂。

以上诸说，各有不同，合而观之，或可于中取得一较为明确之印象。至其相互之关系，则犹有说焉。《内经》曰：魂魄毕具，乃成为人。薛生白注曰：气形盛则魂魄盛，气形衰则魂魄衰。魂是魄之光焰，魄是魂之根柢。魄阴主藏受，故魄能记忆在内，魂阳主运用，故魂动作发挥。二物本不相离，精聚则魄聚，气聚则魂聚。是为人物之体。至于精竭魄降，则气散魂游，而无所知矣。又朱子曰：无魂，则魄不能以自存，今人多思虑役役，魂都与魄相离，老氏便只要相守而相合。老子云：载营魄，是以魂守魄。盖魂热而魄冷，魂动而魄静。能以魂守魄，则魂以所受而益静，魄以魂而有生意。魂之热而凉，魄之冷而生暖，惟两者不相离，故其阳不燥，其阴不滞，而得其和矣。不然，则魂愈动而魄愈静，魂愈热而魄愈冷。两者相离，则不得其和而死矣。

水，一也；火，二也。以魄载魂，以二守一，则水火固济而不相离，所以永年也。愚按朱说颇有合于丹家魂魄相拘之旨，徒知炼魂，不能炼魄，死为鬼仙；徒知炼魄，不知炼魂，则尸居余气耳！

道家所以贵魂魄相拘者，因魂之性每恋魄，魄之性每恋魂，不忍分离。不幸以人事之逼迫，使魂不能不升，魄不能不降，魂魄分离，则人死矣。返还之道，亦是顺其魂魄自然相恋之性而已。

《周易参同契》曰：阴阳为度，魂魄所居，阳神日魂，阴神月魄，互为室宅。

夫情性生于魂魄，魂魄生于明暗，明暗生乎日月，日月生于阴阳。圣人以乾坤刚柔动静阖辟之机推测之等等。其要不出乎以阴阳为度也。故日出于卯而魂盛，日入于酉则天暗而魄盛。魂为阳神，魄为阴神。魂以昼为室，魄以夜为宅，其实不出乎明暗二机也。夫人昼明则用魂用事，而魂神本性也；夜暗则归精归魄，精魄本命也。

孔颖达曰："魂魄，神灵之名，本从形气而有，形气既殊，魂魄各异。附形之灵为魄，附气之神为魂也。附形之灵者，谓初生之时，耳目心识、手足运动、啼呼为声，此则魄之灵也。附气之神者，谓精神性识渐有所知，此则附气之神也。"

4. 三魂七魄来源于洛书

洛书图数：戴九履一，左三右七，二四为肩，六八为足。

按四正位之数：上南方心火数九，下北方肾水数一；左东方肝木数三，右西方肺金数七；中央脾土数五。三魂七魄之称谓即源于此。

道家称左三阳魂分别为：胎光、爽灵、幽情。右七阴魂又称七魄名为：尸狗、伏矢、雀阴、容贼、非毒、除秽、臭肺。

5. 四象五行图之魂魄解

本图四象者，指上下左右四象，细述于下。

左侧：五季为春，五方为东，五行为木，五脏为肝，五神为魂，其炁升。

上侧：五季为夏，五方为南，五行为火，五脏为心，五神为神，其炁浮。

右侧：五季为秋，五方为西，五行为金，五脏为肺，五神为魄，其炁降。

下侧：五季为冬，五方为北，五行为水，五脏为肾，五神为精，其炁沉。

中央：长夏为土，五方为中，五行为土，五脏为脾，五神为意，炁运转。

春夏秋冬、木火金水、东西南北、肝心肺肾、魂神魄精，皆属四象范畴，加上中央土，而成五行。此图实系阴阳四象五行自然天象图。（见图 87）

魂：春天，东方肝木，春炁升。春至日回，天气温热，万物蓬勃，其象为动，物轻则升，日影为魂，清阳上升。

魄：秋天，西方肺金，秋炁降。秋至日南行，万物凉聚凝，物重则降，月影为魄，浊阴下降。

6. 结语

肝藏血，本为阴体；血含气，功用为阳。气为血帅，率血上行入右心，即老子“负阴上行”之旨。此血中之气阳者，即魂也。故曰：肝主藏血，体阴用阳。所谓用阳，实指肝藏之阳魂。阳气升腾，故魂动而生神。

肺主气，本为阳体，实含阴精。阴者主静，静以载气下降入左心。即老子“抱阳下降”之谓。此肺中之血，即魄也。故曰：肺主气。气舍血而摄血，肺体阳而用阴，所摄之血者，即肺藏之阴血，即魄也。阴精敛降，故魄静而生精。

按阳动阴静之律，肝之阳魂主动，肺之阴魄主静。故梦幻者则魂动而体不动，意动身不动；夜游症患者则身动而不知，身动无意识。

故魂主动，魄主静，两者结合，调节人体意识功能活动。譬如：性交思持久不欲泄精者，魂之职司；性交动极泄精而不自制者，魄之本能也。春木阳气上升为主动，秋金阴气垂降系被动。

故唐容川曰：“魂者阳之精，气之灵也。人身气为阳，血为阴。阳无阴不附，气无血不留。肝主血，而内含阳气，是之谓魂。究魂之根源，则生于坎水之一阳，推魂之功用，则发为乾金之元气。不藏于肺，而藏于肝者，阳潜于阴也；不藏于肾而藏于肝者，阴出之阳也。昼则魂游于目而为视，夜则魂归于肝而为寐。魂不安者梦多，魂不强者虚怯。

人身血肉块然，阴之质也。有是质，即有（主）宰是质者。秉阴精之至灵，此之谓魄。肝主血本阴也，而藏阳魂。肺主气本阳也，而藏阴魄。阴生于阳也，实指其物，即肺中清华润泽之气，西医所谓肺中只有膜沫是也。惟其有此沫，则散为膏液，降为精血，阴质由是而成矣。魂主动而魄主静。百合病恍惚不宁，魄受扰也；魇魇中恶，魄气所掩也；人死为鬼，魄气所变也。凡魂魄皆无形有象，变化莫测，西医剖割而不见，遂置弗道，夫谈医而不及魂魄，安知生死之说哉！”

辨魂魄之要：魂藏于肝，魂之本质系肝所藏血中之气，即肝“体阴用阳”之阳气，其功能：清醒知觉体静者为魂；魄藏于肺，魄之本质系肺所主气中之血，即肺“体阳用阴”之阴精，其功用：本能自动无制者为魄。

第二节　精神解

心藏神，其五行属火，五方位南，五季为夏；肾藏精，其五行属水，五方位北，五季为冬。其藏精藏神的真实含义，及与自然界关系的理解，将是本节讨论的重点。

（一）夏火升浮，冬水降沉，天象自然

1. 夏火升浮万物繁茂——自然神现

夏至节气来临，太阳光热直射，形成地面上的暑热气候。万物因无寒炁束缚，皆秉承热性涨散之旨，水蒸为汽，气化为水，物炁互化循环加快，空气中间充满潮湿之气，正系万物生化之期。百谷草木生长茂疯，鱼甲裸虫繁殖旺盛，自然界出现一派欣欣向荣的景象。

故《说文解字》释“神”字曰：“天神，引出万物者也，从示申。”意为这是“天神”的作用，引领、制造出世上万物，故当以“示申”为解。

示：“天垂象，见吉凶”，观乎天文，以察时变，以之示人。

申：具引申、延伸之意。

古人见闪电光亮威猛，变化无穷，以喻示“神”是造物主，生化万物，无所不能，令人难测。故经云：阴阳不测谓之神；又，以目视感官可以看到的结果，却未知其成因，亦谓之神。《黄帝阴符经》总结最妙：“人知其神而神，不知不神所以神也。”意为：人们见到阴阳生万物，谓之神。不知有“至道”“不神之神”，又在阴阳生万物层次之上，那才是更厉害的“神”啊！

2. 冬水沉降万物寂灭——精藏地下

冬至节气来临，太阳直射点远离北半球，光照骤减，天气寒冷，积聚地面的阳热被寒气继续压向地下、水中，地面上天寒地冻，冰封千里，地下水中却温热如春。其机理为：自然界受寒主收敛影响，致地面结冰，从而封闭了地下、水下的阳热之气，令无宣泄外达之机。等待日回春来，解除寒冰束缚，地下阳气勃发，成为催生万物的原动力。这个封藏在地下的阳热之气，即是自然界水主封藏之精。

（二）精神互根，水火互济

心藏神，五行属火；肾藏精，五行属水。河图谓：天一生水，地二生火。世上动植万物之生死盛衰皆源于水火之升降互济。

1. 心主血脉心藏神

人之生死，全赖血气。血为气母，气须血载；气为血帅，血须气行。

（1）心主血脉

主血者，心也。心分左心右心。右心统摄回收周身静脉血，上交于

肺，如太阴月吸引地气上升，在肺泡行吐故纳新之气体交换，把静脉血变成动脉血后，交于左心。左心将适于机体的富含营养的新鲜血液，通过各级大小动脉布散全身，供机体使用，犹如太阳光照大地，温养万物。此即心主血脉之真谛。

（2）心藏神

日月天地阴阳生万物，此可谓是自然界之神。

脏腑组织器官在微循环的静脉血回流至右心房，通过三尖瓣进入右心室，通过肺动脉入肺，进行气体交换，这是地气、阴气上升的过程。经过气体交换的血液，由静脉血变成了动脉血，再由肺静脉流入左心房，经过二尖瓣，进入左心室，左心室再将动脉血通过各级大小动脉泵出，以便供脏腑组织器官使用，这是天气、阳气下降的过程。

由之可见，左右心为主轴形成的血液循环系统，完全与自然界日月天地之气循环衍生万物的道理雷同。故心藏神的命名，也仿效天地主宰万物谓之“神”的寓意而形成。

（3）心藏神的真谛

心主血脉，血液流遍全身，五脏六腑、四肢百骸、五官九窍、经脉皮毛无不受其润养，机体任何部位血流异常，皆可导致疾病的发生发展。故《内经》曰“心者，君主之官，神明出焉”。意指：心脏像至高无上的皇帝，拥有着主宰整个人体生死盛衰的神鬼莫测的能力。

2. 肾主滤血肾藏精

肾滤过血液，泄浊排毒，淘废存精，优化津血，以成精华，故曰肾藏精。

（1）肾藏精

肾是机体最大的排毒器官。肾小球有一进一出两条动脉血管，进去的血管直径大、管径粗，血液进入的多，出去的血管直径小、管腔细，血液出去的少。这个出去的少量精华血液直接回流入心，其余的血浆再经肾小管的重吸收回流后，最后剩下的，流入膀胱，即是血中垃圾——尿液。

由之可见，肾的主要作用是协助心脏过滤、优化血液，使之更适合于机体生理功能和动态变化的需要。此即肾阴肾阳是五脏六腑之本、水火之宅，寓真阴而含真阳，五脏六腑之阴非此不能滋助，五脏六腑之阳非此不能温养之真谛。故“肾藏精”的核心价值当基于此。

（2）肾主水

地球生万物首先是水，人体与地球一样，水占人体比重的 70% 以上，气、血、精、津在体内经脉的流行，无不赖水。而水调节的重要脏腑，就在于肾，肾小管对水液的重吸收和膀胱对终尿的排出，是水液代谢的重要环节。如果水液代谢发生异常，将直接影响着“肾精”的质量，影响着血液的质量、数量。

（3）肾藏精真谛

从天人相应角度分析，自然界之藏精，是指冬季地下、水中所藏的阳热之炁，此为春季发生万物之根本。如果冬天地下阳精封藏不足，则春天升发之炁弱，万物生长必将会受到影响，此天不藏精之弊。

肾为阴水，心为阳火。心主之血时刻都有1/5～1/4源源不断地流入肾脏，肾再将其进一步优化，进行泄浊留精的新陈代谢活动，从而保证了血液质量及其功能的正常发挥。假如肾失去净化血液的功能，犹如尿毒症患者，皆须赖透析清除尿毒，以求生存，否则命不久矣。

黄元御先生对精神互济关系总结甚好：“神胎于魂而发于心，而实根于坎阳，精孕于魄而藏于肾，而实根于离阴。阴根上抱，是以神发而不飞扬；阳根下蛰，是以精藏而不驰走。阳神发达，恃木火之生长，而究赖太阴之升；阴精闭蛰，资金水之收藏，而终籍阳明之降。太阴、阳明所以降金水以吸阳神，升木火以嘘阴精者也。”

3. 四象五行图释精神互济

（1）神

夏天，南方心火，火炁浮。心藏神，神之为德：光明爽朗，聪慧灵通。神胎于魂而发于心，而实根于坎阳；阴根上抱，是以神发而不飞扬。

夏至日临地，二阳合至隆。风魂阳气浮，布控万物生。人知阴阳神，不知神更神。风火升浮，布控乾坤，凭空生万物，故谓之神。

（2）精

冬天，北方肾水，水炁沉。肾藏精，精之为物：重浊有质，形体因之而成。精孕于魄而藏于肾，而实根于离阴，阳根下蛰，是以精藏而不驰走。

冬至日临地，万物潜坤中。金魄阳气降，寒令万物凝。沉藏蛰胎精，以待来春生。金降寒敛，阳炁聚凝为精。

中央土，阴土太阴脾，阳土阳明胃。阳神发达，恃木火之生长，而究赖太阴之升；阴精闭蛰，资金水之收藏，而终藉阳明之降。太阴、阳明所以降金水以吸阳神，升木火以嘘阴精者也。阴升阳降，权在中气，故万物

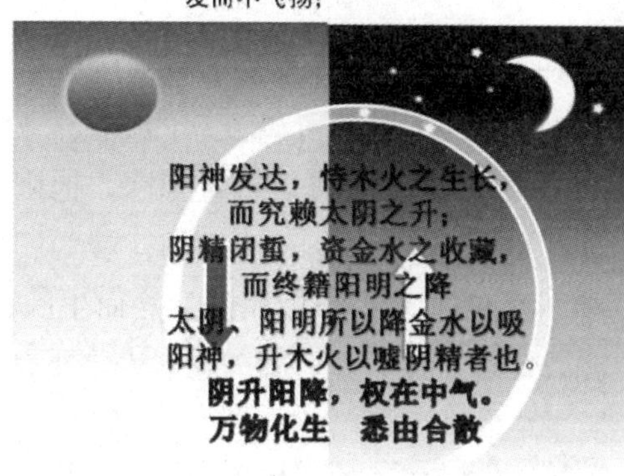

图 58　四明五行图之精神魂魄解

化生，悉由合散。

（三）魂生神，魄生精

经云：“随神往来者谓之魂，并精而出入者谓之魄。”故曰：魂神一体，魄精一家。

1. 木生火，魂生神

冬至节后，太阳北回，冰雪渐融，地下水中阳热之气升腾，其物候之变可见草木发芽，蛰虫出伏，是谓春来木炁升。《性命圭旨·魂魄说》：“鬼云为魂，云者风，风者木。”故春之风起木旺，即大自然之魂，即“春魂”也。

随着天上日继北回，地下阳继外泄，二阳合明，暑热夏临。原本秋冬时节天寒地冻、虫鸟避冬、草木枯寂的荒凉世界，突然变为百花齐放、百鸟争鸣，一派生机盎然的繁茂景象，此即大自然造物之“神”奇也。

春为风木，夏为火；魂属肝木，神属心火，按五行相生规律，木生火，魂生神。

2. 金生水，魄生精

夏至节后，太阳南归，地面变凉，空气中潮湿之气遇寒敛凝，化露落地。空气干燥，天空清明如镜，是因金炁下降，聚汽生水，故曰：金生水，金性燥。

《性命主旨·魂魄说》："鬼白为魄。白者气，气者金。"意指鬼白合为"魄"字。白者是气，并且是坚散的可以流动的金炁。秋至日离，寒令炁凝，浊阴重沉，生成露霜。肺金炁魄，质重则降，抱阳潜藏入于地下水中，谓之金生水，魄生精。故曰：魂为神之初，魄为精之始；魂动而生神，魄静而生精；神居离位主动，动极而静，静而生魄；精居坎位主静，静极复动，动而生魂。此精、神、魂、魄关联互生之要也。

第三节　魂神魄精真谛

（一）魂

魂：即肝藏血中所含之阳炁（阴中之阳），实指"肝藏血，体阴用阳"之"阳"也。

肝是新陈代谢的重要器官，具有同化、异化（即合成、分解）作用。其功能体现在：对肝中所藏之血，作分解、合成、解毒、净化，使之变成适合于人体脏腑组织器官活动的有价值的血液，然后经过肝静脉上注于心，参加体循环，供给机体营养之用。这种功能活动谓之阳，因其寓居于阴血之中，故曰"肝体阴用阳"。

魂之功能，以震卦（☳）喻之：初爻为阳，中上二爻皆阴。阴为主体喻阴血，阳居阴下喻功能。如初春之候，天气虽冷，地下阳热之炁排寒而出，衍生万物。喻之于肝，肝藏阴血，赖肝阳调节，故曰体阴用阳。

阴阳之比值，以二比一，若比例打乱则易发生疾病。譬如阴血不足，则肝阳相对旺盛，阳盛则动，梦幻易作矣；阴血虚甚，易病肝风内动；阴血正常，阳气不足，则易嗜睡，甚则厥逆。阴血正常，阳气旺盛，则易发肝阳上亢、肝风内动之疾。

（二）神

神：心总统全身营血中清炁（阴中之清阳）之称谓，实指心脏主管血液循环的整个功能作用。

经云："心者，君主之官，神明出焉。"

李荃释"神明出焉"曰："神明出焉者，阴阳不测之谓神，日月晶朗之谓明，言阴阳至神、日月至明，故曰神明；言天地万物，皆承圣功神明而生有，从无出有，功用显著，故曰神明出焉"。此言主宰自然天道的是"神明"。

《内经》喻心为君主、神明者，意在说明心是主宰人体的主要器官。

心，分阴阳两部四腔，如日月之于地球，犹阴阳寒热四季掌管世上万物生死盛衰，故誉之为君主、神明。

天地之道，以阳气下降、阴气吸升而形成以日月、天地、阴阳升降所主宰的阴阳四季的大循环，衍生万物。

人效自然，以两心四腔掌控整个机体的营卫气血，是阴阳升降出入之机栝，故任何局部器官组织出现气血运行异常，均可导致疾病的发生发展。此亦即《内经》"心者，君主之官，神明出焉"的道理所在。

神之功能，以坎卦（☵）为喻：一阳爻居于两阴爻之间。喻阴中有阳，阳为气阴为血。气为血帅，血以载气。气率血行，润养周身，以为生命之本。又阳居阴中，为生命之根，万物无阳则死矣。

故《人身通考·神》中说："神者，阴阳（意为阴阳左右二心）合德之灵（指二者综合起来的功效）也。惟神之义有二，分言之，则阳神曰魂（肝主藏血，内含阳气），阴神曰（肺主气，内蕴阴血）魄。"

（三）魄

魄：即肺主气中之阴血（阳中之阴），实指肺循环中气体交换，把静脉血变成动脉血的功能作用。

经云：肺主气，司呼吸；肺者，相傅之官，制节出焉。此言肺的功能作用，犹如仅次于皇帝的宰相，非常重要。其机理如下。

日月天地阴阳生万物，此可谓是自然界之神。

脏腑组织器官在微循环的过程里，把富有营养的动脉血变成浑浊污秽的静脉血。静脉血回流至右心房，通过右心室，经肺动脉入肺，进行气体交换。在肺泡里，排出浊气、废气，吸收、融入新鲜的氧气、清气，把秽浊的静脉血换成了饱含营养的动脉血，再经由左心房、左心室从动脉泵出，供给脏腑组织器官使用。

由之可见，肺循环的主要作用是调换血中之气，并将此血气降入左心，以供机体使用。众所周知，血液浑浊令人困乏、生病；血液清新使人体力增加、精神振奋、体力强盛。这也就是“魄力”一词的来源。

魄之功能，以兑卦（☱）喻之：一阴爻在上，两阳爻位下，寓阳气多阴血少，阳气主宰着阴血，有气化血液之意。

（四）精

精：即肾以炁统理周身之血（阳中之阴精），实指肾以其独特的过滤功能清理血液垃圾、毒垢，遴选血之精华回流心脏的功能。

从左心室泵出的血液源源不断地进入肾，经过肾小球流入多、流出少的功能体系，首先筛选出回流心脏的优质血液，即是“精”；继之，再经过肾小管的重吸收，进一步留取有益于机体的水、盐、微量元素等，剩余的杂质毒素等储存于膀胱，待机排出体外。

由之可见，肾对血液的滤过筛选功能，有赖于肾之阳气完成。如果肾之阳气不足，则可见水肿、性功能低下、阳痿早泄、不育不孕、腰膝冷痛、月经不调等等。

精之功能，以离卦（☲）喻之：两阳爻夹一阴爻。两阳爻喻阳气、功能，一阴爻喻物质、阴血，两阳制阴，汰劣汲优，遴选血液。最先能够通过肾小球的筛选，回流入心的血液，即所谓肾藏之精。

第四节　五脏藏神总结

本章以天道地理结合人体脏腑生理功能，并融入现代解剖生理学，深入阐释魂神魄精的功能特点及相互关联，并创造性地运用“四象五行阵图”模式作为说理工具，简捷明了。

《素问·六节藏象论》：“帝曰：藏象何如？岐伯曰：心者，生之本，神之变也；其华在面，其充在血脉，为阳中之太阳，通于夏气。肺者，气之本，魄之处也；其华在毛，其充在皮，阳中之太阴，通于秋气。肾者，主蛰，封藏之本，精之处也；其华在发，其充在骨，为阴中之少阴，通于冬气。肝者，罢极之本，魂之居也；其华在爪，其充在筋，以生血气，其味酸，其色苍，此为阳中之少阳，通于春气。脾、胃、大肠、小肠、三焦、膀胱者，仓廪之本，营之居也，名曰器，能化糟粕，转味而入出者也。其华在唇四白，其充在肌，其味甘，其色黄，此至阴之类，通于土气。”

梳理本段文意可得出：心者，神之变，通于夏气；肺者，魄之处，通于秋气；肾者，精之处，通于冬气；肝者，魂之居，通于春气；脾土居中。《周易参同契解》曰："水、火、木、金虽各据一方，而皆秉中宫土德，张紫阳诗云'四象五行全籍土'，土德之功大矣哉！"

一、五神要义

肝藏魂、心藏神、肺藏魄，三脏所藏单纯专一，脾肾藏神内容比较丰富。简述于下。

肝藏魂：主指肝藏血中阳气，实指肝合成、分解功能。

功能：清醒知觉为魂，泛指人的精神、意识、思维活动。《人身通考·神》框定："魂之为言，如梦寐恍惚，变幻游行之境是也。"

肺藏魄：主要指形体结构、组织器官。《春秋左氏传》云：人生始化曰魄。后儒为之解曰：始化是胎中略成形时，人初间才受得气，便结成个胚胎模样是魄。既成魄，便渐渐会动。

功能：本能自动为魄，主管机体的感觉运动、本能反应等活动。

心藏神：主要指心总统全身营血中之清炁，泛指心脏主管血液循环的整个功能作用。

功能：泛指人的一切外在功能活动。《人身通考·神》框定："光明爽朗，聪慧灵通之类皆是"神的表现。

肾藏精：主要指肾小球出球小动脉筛选的血中精微物质。

志：意之所存谓之志。

智：因虑而处物谓之智。

脾藏意：心有所向而未定者曰意（心有所忆谓之意）。

思：因志（肾主志）而存变谓之思。

虑：因思而远慕谓之虑。

附录：唐宗海先生论"五脏所藏"

唐宗海先生所著《中西汇通医经精义》中对"五脏所藏"做了较全面系统的论述，姑摘录于下，供学者参考。

"人之所以灵于物者，以其秉五行之秀也。夫此灵秀之气，非空无所寄而已，实则藏于五脏之中，是为五脏之神。人死则其神脱离五脏，人病则五脏之神不安。知五神之所司，而后知五病之情状。"

"人之所以灵于物者，以其秉五行之秀也。夫此灵秀之气，非空无所寄而已，实则藏于五脏之中，是为五脏之神。人死则其神脱离五脏，人病则五脏之神不安。知五神之所司，而后知五病之情状。

心藏神

人所以有知觉，神主之也。神是何物？浑言之，则两精相搏谓之神。空言之，则变化不测谓之神。此皆放言高论，未能实指之也。吾且为之实指曰：神乃生于肾中之精气，而上归于心，合为离卦中含坎水之象。惟其阴精内含阳精，外护心脏之火，所以光明朗润而能烛物盖神即心火。得肾阴，济之而心中湛然神明出焉，故曰心藏神。心血不足，则神烦；心火不足，则神怯；风痰入心，则神昏也。西医知心为生血回血之脏，而谓心不主知觉者，主知觉者，是脑髓筋。又言脑后筋，只主运动。脑前筋主知觉，又言脑筋有通于心者。彼不知髓，实心之所用，而非髓能知觉也。盖髓为水之精，得心火照之而光见。故生知觉矣！古文思字从囟，从心，即以心火照脑髓之义。髓如月魄心如日光相照为明，此神之所以为用也。

肝藏魂

魂者，阳之精，气之灵也。人身气为阳，血为阴。阳无阴不附，气无血不留。肝主血，而内含阳气，是之谓魂。究魂之根源，则生于坎水之一阳。推魂之功用，则发为乾金之元气。不藏于肺，而藏于肝者，阳潜于阴也；不藏于肾而藏于肝者，阴出之阳也。昼则魂游于目而为视，夜则魂归于肝而为寐。魂不安者梦多魂；不强者虚怯。西医不知魂是何物，故不言及于梦。然西人知觉与华人同，试问彼夜寐恍惚，若有所见者是何事物？因何缘故则彼将哑然。盖魂非剖割所能探取，而梦非器具所能测量，故彼不知也。

肺藏魄

人身血肉块然，阴之质也。有是质，即有宰是质者，秉阴精之至灵，此之谓魄。肝主血本阴也，而藏阳魂；肺主气本阳也，而藏阴魄。阴生于阳也。实指其物，即肺中清华润泽之气，西医所谓，肺中只有膜沫是也，惟其有此沫，则散为膏液，降为精血，阴质由是而成矣！魂主动而魄主静，百合病，慌惚不宁，魄受扰也。魔魇中恶，魄气所掩也。人死为鬼，魄气所变也。凡魂魄皆无形有象，变化莫测。西医剖割而不见，遂置弗道。夫谈医而不及魂魄，安知生死之说哉？

脾藏意

旧注心之所忆谓之意。心火生脾土，故意藏于脾。按脾主守中能记忆也，又主运用能思虑也。脾之藏意如此。脾阳不足则思虑短少；脾阴不足则记忆多忘。

肾藏志

旧注心之所之谓之志。神生于精，志生于心。亦心肾交济之义。按志者，专意而不移也。志本心之作用，而藏于肾中者，阳藏于阴中也。肾生精，为五脏之本。精生髓为百骸之主。精髓充足，伎巧出焉，志之用也。又按志，即古字记也。事物所以不忘，赖此记性。记在何处？则在肾经。益肾生精，化为髓而藏于脑中。凡事物，经目入脑，经耳入脑，经心亦入脑。脑中之髓，即将事物印记不脱，久之要思其事物，则心一思之而脑中之事物立现。盖心火阳光如照相之镜也，脑髓阴汁如留影之药也。光照于阳而形附于阴，与心神一照而事记髓中同义。西学留影妙矣，而西医则不知人身自有照影留声记事之妙。质虽剖割千万人，能得此理否！古思字，从囟从心，囟者脑前也。以心神注囟则得其事物矣！

内经又有五脏七神之说。云脾藏意与志，肾藏精与气，与此不同。然志须属肾，精气血三者，非神也。另条详注，不在此例。故从五神之说为是。”

二、五神关联

（一）魂神一家，魄精一体

《灵枢·本神论》：“随神往来者谓之魂，并精而出入者谓之魄。”

黄元御先生曰：“盖阳气方升，未能化神，先化其魂，阳气全升，则魂变而为神。魂者，神之初气，故随神而往来。阴气方降，未能生精，先生其魄，阴气全降，则魄变而为精，魄者，精之始基，故并精而出入也。”

（二）精神互根

黄元御先生曰：“神胎于魂而发于心，而实根于坎阳；精孕于魄而藏于肾，而实根于离阴。阴根上抱，是以神发而不飞扬；阳根下蛰，是以精藏而不驰走。”

（三）魂魄互济，动静结合

肺主气，肺血下流入左心，阳体含阴精，阴精者，魄也。阴精敛降，故魄静而生精。肝藏血，肝血上供于右心，阴体含阳气。按阳动阴静之律，肝之阳魂主动，肺之阴魄主静，故梦幻者则魂动而体不动，意动身不动，夜游症者则身动而不知，身动意不动。魂主动，魄主静，两者结合，调节人体意识功能活动。例如，遗精者，魂胜魄也；精固者，魄胜魂也。性交动极泄精而不自制者，魄之本能也。故肝魂动，如春木阳气上升，为主动；肺魄静，如秋金阴气下降，故被动。两者升降相宜，才是万物生死盛衰之本。

附录　先贤论五脏藏神

五脏藏神，抓不着，摸不到，多谓之玄。特摘录几条有代表性的论述，供学者参考。

（1）《灵枢·本神》说："故生之来谓之精（天一生水），两精相搏谓之神（地二生火），随神往来者谓之魂（天三生木），并精而出入者谓之魄（地四生金）。"（按：此为揭示天地万物生长之序）

（2）黄元御《四圣心源·精神化生》云："肝血温升，升而不已，温化为热，则生心火；肺气清降，降而不已，清化为寒，则生肾水。水之寒也，五脏之悉凝也，阴极则阳生，故纯阴之中，又含阳气；火之热者，六腑之尽发也，阳极则阴生，故纯阳之中，又胎阴气。阴中有阳，则水温而精盈，阳中有阴，则气清而神旺。

"神发于心，方其在肝，神未旺也，而已现其阳魂；精藏于肾，方其在肺，精未盈也，而先结其阴魄。《灵枢·本神论》：随神往来者谓之魂，并精而出入者谓之魄。盖阳气方升，未能化神，先化其魂，阳气全升，则魂变而为神。魂者，神之初气，故随神而往来。阴气方降，未能生精，先生其魄，阴气全降，则魄变而为精，魄者，精之始基，故并精而出入也。"

（3）《人身通考·神》中说："神者，阴阳合德之灵也。惟神之义有二，分言之，则阳神曰魂，阴神曰魄，以及意智思虑之类皆神也。"又说："盖神之为德，如光明爽朗，聪慧灵通之类皆是也。魂之为言，如梦寐恍惚，变幻游行之境是也。神藏于心，故心静则神清，魂随乎神，故神昏则魂荡，此则神魂之义。

"盖精之为物，重浊有质，形体因之而成也；魄之为用，能动能作，痛痒由之而觉也。精生于气，故气聚则精盈；魄并于精，故形强则魄壮。此则精魄之状，亦可默会而知也。

"至若魂魄真境，犹有显然可掬者，则在梦寐之际。如梦有作为而身不应者，乃魂魄之动静，动在魂而静在魄也；梦能变化而寤不能者，乃阴阳之离合，离从虚而合为实也。”

（4）孔颖达释魂魄曰：“魂魄，神灵之名，本从形气而有，形气既殊，魂魄各异。附形之灵为魄，附气之神为魂也。附形之灵者，谓初生之时，耳目心识、手足运动、啼呼为声，此则魄之灵也。附气之神者，谓精神性识渐有所知，此则附气之神也。”

（5）汪蕴谷《杂症会心录》云：“人之形骸，魄也；形骸而动，亦魄也；梦寐变幻，魂也；聪慧灵通，神也。分而言之，气足则生魂，魂为阳神，精足则生魄，魄为阴神；合而言之，精气交，魂魄聚。其中藏有真神焉，主于心，聪明知觉者也，若精神衰，魂魄弱，真神渐昏。”

（6）道家学者认为：控制无形的能量、信息、思想、意识、情绪、情感、智慧的神叫作魂；控制有形的身体，影响人的知觉、饥渴、需要、冷暖、排泄等诸多本能的神叫作魄（《三魂七魄，看看哪个已不在你身上》作者不明）。可以粗浅地说，魂是脑和心的功能，魄是脊髓功能。青蛙破坏大脑后，强刺激身体，仍有应激反应，说明魂去魄在，魂魄实具不同功能。

所以人们说锻炼体魄、野蛮其体魄、培养魄力，就是在物质层面上说的。想了解魄的功能，观察一下人睡觉就可以了：这时候人仍有心跳、呼吸，伤魄或落魄的人，会打鼾、憋气，甚至会呼吸、心跳骤停；肠胃仍然在消化，头天晚上虽然吃饱，早晨起来又觉饥饿，反之就会出现食积不化、嗳腐吞酸、口臭咽干的症状；小肠在泌别清浊，膀胱在贮存尿液，反之就会出现遗尿、起夜；性功能也在夜间恢复生机，头天性交疲软，凌晨阴茎自然勃起，反之则出现滑精（无梦而遗精）、带下。沉睡之中，人知冷热，热蹬被子，冷加覆盖，都是魄在工作；不知冷暖，感受寒凉邪风，也是魄离职守。睡梦之中人有惊觉，随时觉醒，也是魄的功劳；睡死过去、梦魇不醒，或者警惕过度、睡眠浅显，都是魄的问题。道家讲的七魄，大约就是分别表述以上功能。七魄的具体名称是：尸狗、伏矢、雀阴、蚕贼，非毒、除秽、臭肺。

第十章 天人相应查未病

“天人相应”“天人合一”之要，系天地人同构共律，是中华文化的核心理论之一。人类受自然界运动变化规律的影响而必然反应的与之相应的生理活动与病理变化，如五脏六腑、十二经络的生理、病理变化，随着岁气、四季、日期、时辰、昼夜等的变化相适应。当人体生理活动与天地阴阳气交不相适应时，则人体顺应力减退，就会发生疾病，或是影响疾病的演变或转归。

穹灵庐主人履谦先生对人死生之道更有“人之生乃吸收、化合、凝聚自然界的金木水火土五炁而生，人之死乃分化、溶解、消散为自然界的金木水火土五行之气而亡”（暗合道家“气聚成形，形散为气”）的精准论述。

认知天人相应、天人合一的精髓，需掌握两个主要环节，即先天固定天时形成的体质特点、后天流年自然环境改变对机体产生的影响因素。

概言之，先天固定天时对胎儿的影响，首先基于母体“十月怀胎”，气候环境的影响造就人五脏六腑功能盛衰的终生不变的规律；其次，即流年变动天时的影响。出生后，又必须生活在每年每月每日每时变动着的天体运行的环境下。这种变动的影响力加在人的先天固定“天时”之上，才是人类真正的更高层次的“天人合一”法则。

第一节 先天内因固定体质
——“人体先天生命盘”

出生之前为先天，出生之后为后天。

先天固定体质的形成源于内因外因两个方面。内因源于穹灵庐主人李师履谦先生的“人体先天生命盘”理论；外因源于《黄帝内经》“五运六气”理论。简述于下。

一、机理

母体孕育胎儿需280天。一年365天减去280天，余85天。胎儿的孕育分布在一年的五季、二十四节气、七十二物候之中。而其先天生命体在母腹里的脏腑发育，据《内经》“同者盛之，异者衰之”之旨，若五脏发育能契合自然界五行炁的顺序进行，则健康正常，若逆自然五气运行规律，则孱弱多病。

1. 胎儿生长发育规律

《寿世保元》论胎儿在母腹内生长发育过程为：

妊娠一月生养足厥阴肝经阴木，二月生养足少阳胆经阳木；妊娠三月生养手少阴心经阴火，四月生养手少阳三焦经阳火；妊娠五月生养足太阴脾经阴土，六月生养足阳明胃经阳土；妊娠七月生养手太阴肺经阴金，八月生养手阳明大肠经阳金；九月生养足少阴肾经水，十月胎成待产。其生长规律，正合河图天一生水、地二生火之律，顺先阴后阳之序以生养五脏。

在怀胎10个月中，胎儿发育的每个部位，均与母体的不同脉络供养系统对应相连以获取不同属性的气血供养。如果母体受外部自然界风寒暑湿燥火六淫之气影响，势必对腹中胎儿的生长发育产生影响，甚或导致病变、畸形、终身伤害等。

2. 天时对胎儿生长发育的影响

一年春、夏、长夏、秋、冬五季与肝、心、脾、肺、肾五脏盛衰密切相关，故经云“人有五脏（肝心脾肺肾），以应五时”。

肝色青，其时春：养肝木的最佳时间为立春日后至立夏日。

心色赤，其时夏：养心火的最佳时间为立夏日后至小暑日。

脾色黄，其时长夏：养脾土的最佳时间为小暑日后至立秋日。

肺色白，其时秋：养肺金的最佳时间为立秋日后至立冬日。

肾色黑，其时冬：养肾水的最佳为时间为立冬日后至立春日。

此即五脏最佳生长期，处于有利天时。若外界再补以充足营养物质，则弱脏可化弱为强。

反之，若逢不利天时，则有“逆春气，肝气内变；逆夏气，心气内洞；逆秋气，肺气焦满；逆冬气，肾气浊沉”。四时阴阳者万物之根本，逆其根则伐其本。

胎儿在母体孕育期间，相应的器官、部位的生长是否合乎天时，对其后天的健康状况与寿命长短有重大影响。

故经云："阴阳者，万物之始终，顺之则生，逆之则死。"天地之气，阴阳变化，日月运行，四时五季之序，与母体中胎儿生长发育之间存在的神秘关系，被古代先贤称为"天机"。

二、推知先天五脏盛衰的自然属性

一个人由母体十月怀胎造就的先天自然属性，与其命运有着密不可分的关系，被称为"人体先天生命盘"，它是人的先天信息库，知此方可达到"知己"，其内容大致如下：

当知道一个人的出生日期时，就可逆推280天，知其母体受孕日。

假设：某人，男，出生于1932年2月6日，即当年立春日后第一天。从此天倒推280天，母体受孕日应在立夏日前第六天。

《人体胚胎解剖学》有："母体受孕第23天左右在胚胎上长第一个肝芽，又经33天即至第8周末，胚胎初具人形。这33天是肝脏快速生长期，至第七个月末肝脏完全长成。"显然，从第一个肝芽至肝脏全部长成，尤其是33天快速生长期，即立春日至立夏日之间的生长发育，均未在有利于肝脏生长的季节，所以胚胎未得先天肝木生长发育之气滋养。由此推知其自身先天五脏素质之间相比较为：

肝胆主弱：春季（立春—立夏）宜养肝。几乎整个春天，正当木气升发养肝最佳之时，独缺"天时"助孕生肝，故肝胆在五脏之中最为虚衰。

心火次弱：夏季（立夏—小暑）宜养心。木当生火，今肝木虚弱无力生火，故心脑血管次弱。

脾胃中平：长夏（小暑—立秋）脾土当令。木本克土，今肝木弱而克土无力，故脾胃及消化系统为中。

肺金次强：秋季（立秋—立冬）肺金当令。金本克木，故肺脏及呼吸系统次强。

肾水主强：冬季（立冬—立春）肾水当令。水生木，木弱更赖水助，故肾脏及生殖泌尿系统为主强。

余脏以此推之，则先天固定天时，形成五脏六腑盛衰，固定特异体质的整个轨迹的规律，皆可一览无余，是完全可以认知的。

第二节　外因固定天时——五运六气

外因固定天时对人体健康的影响，主要源于五运六气理论。

五运是指日月星辰与地球之间的运行变化关系，六气系指大气层与地球之间的运行变化关系，两者尤以五运影响为最。本节重点阐释“五运十年规律”对人体健康的影响。

《黄帝内经》运用天干地支纪年、纪月、纪日、纪时，推算当年气候，木、火、土、金、水五行的盛衰，查知该年孕育出生者肝、心、脾、肺、肾五脏功能强弱轨迹和易发病脏腑规律，制订养生、防病、治病大法。

一、五运十年规律

天干地支在不同领域，表达不同五行属性。

在天道：根据五运经天图，甲己为土、乙庚为金、丙辛为水、丁壬为木、戊癸为火。

在地道：东方甲乙木、南方丙丁火、西方庚辛金、北方壬癸水、中央戊己土。

在人道：甲胆乙肝丙小肠，丁心戊胃己脾乡，庚为大肠辛为肺，壬为膀胱癸肾藏。

甲、乙、丙、丁、戊、己、庚、辛、壬、癸十个天干，与公历纪年四位数中的末尾数有固定的对应关系。即1对应辛、2对应壬、3对应癸、4对应甲、5对应乙、6对应丙、7对应丁、8对应戊、9对应己、0对应庚。如2017年，末尾数为7，是丁酉年；2016年，末尾数为6，即丙申年，2015年，末尾数为5，为乙未年。以此类推。

甲、丙、戊、庚、壬，即公历纪年末位数为4、6、8、0、2，皆五行太过之年，其气旺，则乘我所克，侮其克我。例如1972壬子年，天干为肝木太过之年。本年出生者，肝气偏旺，则乘克脾土，反侮肺金，临床多见肝阳上亢、脾肺虚弱功能低下之候。

乙、丁、己、辛、癸，即公历纪年末位数为5、7、9、1、3，皆五行不及之年，其气衰，克我者更乘而欺凌，我克者反克而侮之。例如1977乙巳年，天干为肝木不及之年。本年出生者，肝气偏弱，则被金乘克，被土反侮，临床多见肝阴不足，脾肺偏盛之疾。

五行盛衰十年律细则如下。

肾水：1 辛为弱水衰，6 丙为强水盛；

肝木：2 壬为强木盛，7 丁为弱木衰；

心火：3 癸为弱火衰，8 戊为强火盛；

脾土：4 甲为强土盛，9 己为弱土衰；

肺金：5 乙为弱金衰，0 庚为强金盛。

（一）天干甲年

天干甲年又称“敦阜之纪”，五音为太宫。凡公历末尾数为 4 者，皆系土运太过之甲年。本年出生者皆具土性偏强体质特征和禀性。属于强土型人。

《五常政大论》曰：“敦阜之纪，是为广化。厚德清静，顺长以盈，至阴内实，物化充成。烟埃朦郁，见于厚土，大雨时行，湿气乃用，燥政乃辟。其化圆，其气丰，其政静，其令周备，其动濡积并蓄，其德柔润重淖，其变震惊，飘骤崩溃，其谷稷麻，其畜牛犬，其果枣李，其色黅玄苍，其味甘咸酸，其象长夏，其经足太阴阳明，其脏脾肾，其虫倮毛，其物肌核，其病腹满，四支不举，大风迅至，邪伤脾也。”

1. 岁运太宫强土年常见疾病

敦阜之际强土型，厚德广化顺长盈。至阴内实物化充，湿气蒸腾阴雾蒙。强土侮木乘坎水，郁木复胜脾更伤。脾居中州为枢纽，四脏运转全在土。脾强辱木肝不升，湿气太盛燥退让。土壅心肾难交通，再凭六气寒热商。

“岁土太过，雨湿流行，肾水受邪。民病腹痛，清厥、意不乐、体重烦冤、上应镇星。甚则肌肉痿，足痿不收行，善瘈，脚下痛、饮发中满、食减、四肢不举。变生得位，藏气伏化，气独治之，泉涌河衍，涸泽生鱼，风雨大至，土崩溃，鳞见于陆，病腹满溏泄，肠鸣，反下甚，而太溪绝者，死不治。上应岁星。”

（1）土强壅滞脾实证

诸湿肿满皆属脾，痰湿肿瘤五脏淤。

遇寒寒变遇热热，谨守病机辨实虚。

常见症状：腹胀腹痛、泄泻便溏、呕吐呃逆、嗳气善噫、浮肿、出血等。

（2）土强侮木肝虚证

土强侮木肝气郁，血液黏稠血压升。

常见症状：胸胁胀痛牵连背部、胸闷善太息、情志抑郁、烦躁易怒、多恐惧、两目昏花、视物不明、听力下降等。

（3）土雍湿滞肾水病

土雍中州交通堵，木金火水滞难流。

男病阳痿瘤水肿，经带胎产病常留。

常见症状：腰膝酸软而痛，耳鸣耳聋，发白早泄，齿牙动摇，阳痿遗精，精少不育，女子经少经闭，以及水肿，二便异常，膀胱病常有尿频、尿急、尿痛、尿闭，以及遗尿，小便失禁等。

2. 强土型体质多发病

（1）小儿多发病

土运太过之年胎孕得天地生养，体质总体较好。土湿太过则脾胃先受其困，故儿时主要表现为消化系统毛病，寒湿偏盛常以腹痛、腹泻为主；湿热偏盛则胃强脾弱多食不消化。

（2）成人多发病

脾胃系统：湿困中焦滞枢纽，腹胀痞满病常有。土湿太过反侮木，肝胃肝脾不协和，痰湿太过生肿物，胃肠肝胆胰乳瘤。四十岁后血糖升，甲状腺病体肥肿。大便溏秘因气滞，寒湿之年四肢痿。

肾系统：脾土克肾水，阻碍体液流通，使肾水升降气化功能降低。土不耗水，只保持滞留水，故水滞于下，升不起，易致下部水肿，脚气病。男易致阳痿、肿瘤、前列腺肥大；女易致痛经、不孕、生殖系统瘤；老人易致痰湿性高血压。也可湿滞中焦，引动相火热病生于下。随着寒水、二火司天之不同，可以出现脾肾阳虚型或肝胆郁热、肝肾阴虚型高血压。

骨关节病：脾主四肢，主肌肉，故关节、肌肉疼痛发病率高，常随司天之寒水、二火之异而呈风寒湿痹或风热湿痹之别。其特征是，多伴脾胃不适病症，脾胃病逝痛症亦愈。

湿为阴邪，易伤阳气，故易致心阳心气虚，特别是寒湿太过之年心阳弱者易发病。

3. 有利年、季节、时辰

（1）公历纪年尾数：9 弱土之年强弱互补，2 强木之年克强土谓之平，6 强水之年拮抗强土而不受制，5 弱金之年得强土之生，皆为有利年。

寅申之年：少阳相火司天，厥阴风木在泉，上半年少阳相火减轻了土之湿气，下半年风木改变土之湿重，而构成平气之年。

子午之年：少阳相火司天，阳明燥金在泉，下半年亦因燥气之助，减轻了湿气。子午之年的下半年是六甲年中最利于收藏之气的时段。

（2）季节：以春秋季节有利。

（3）每日以寅、卯、申、酉时辰有利。

4. 不利年、季节、时辰

（1）公历纪年尾数：1 弱水遇强土乘克，4 弱土重叠脾更伤，7 弱木遇强土被反侮，皆对健康不利。

（2）季节：以春秋季不利。

（3）每日以地支申、酉、戌、亥之时不利。

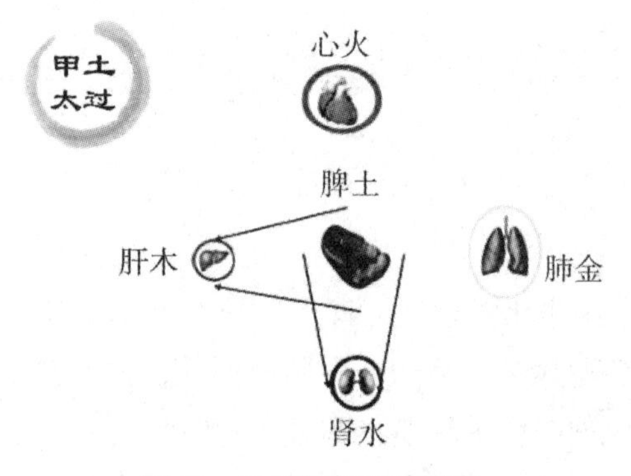

图 59 天干甲年五脏盛衰

（二）天干乙年

天干乙年又称“从革之纪”，五音为少商。公历纪年尾数为 5 者，系金运不及之乙年。本年出生者皆具金性不及体质特征和禀性，属于弱金型人。

《五常政大论》曰：“从革之纪，是为折收。收气乃后，生气乃扬，长化合德，火政乃宣，庶类以蕃。其气扬，其用躁切，其动铿禁瞀厥，其发咳喘，其脏肺，其果李杏，其实壳络，其谷麻麦，其味苦辛，其色白丹，其畜鸡羊，其虫介羽，其主明曜炎烁，其声商征，其病嚏咳鼽衄，从火化也。少商与少征同，上商与正商同，上角与正角同，邪伤肺也。炎光赫烈，则冰雪霜雹，眚于七，其主鳞伏彘鼠，岁气早至，乃生大寒。”

1. 岁运少商弱金年常见疾病

岁金不及收敛弱，火木合德病肝心，咳喘易发脏在肺，肝心实证慎须知。

《素问·气交变大论》曰："岁金不及，炎火乃行，生气乃用，长气专胜，庶物以茂，燥烁以行，上应荧惑星。民病肩背瞀重，鼽嚏、血便注下，收气乃后，上应太白星，其谷坚芒。复则寒雨暴至乃零，冰雹霜雪杀物，阴厥且格，阳反上行，头脑户痛，延及窗顶，发热，上应辰星，丹谷不成，民病口疮，甚则心痛。"

"金不及，夏有光显郁蒸之令，则冬有严凝整肃之应，夏有炎烁燔燎之变，则秋有冰雹霜雪之复。其眚西，其脏肺，其病内舍膺胁肩背，外在皮毛。"

（1）金弱自病肺虚证

金壳薄弱，皮肤易病，感冒易发。便秘幼生，鼻咽喉肛，四道多病。

常见症状：肺虚咳喘、少气懒言、气短咽干、自汗恶风、胸痛咯血、便秘或泄泻。

（2）金弱木侮肝实证

收气乃后，生气乃扬。金从木化，关节拘紧，目干燥涩。肝病晚发。

常见症状：胸胁少腹胀痛窜痛，烦躁易怒，头晕胀痛，肢体震颤，手足抽搐，以及目疾，月经不调，睾丸胀痛等。胆病常见口苦发黄，惊悸失眠等症。

（3）金弱火乘心实证

木火合德，弱金更伤。金从火化，心悸怔忡，血压升高，肺心同病。

常见症状：心悸怔忪，心胸烦热，心烦，心痛，失眠多梦，健忘，谵语。面红口渴。尿黄便干。口舌生疮，小便赤涩，尿道灼痛。热邪浸淫成疮。

2. 弱金体质多发病

（1）小儿多发病

当以六气之淫正与中运之盛衰合参而定。

呼吸道薄弱：不耐寒热，不耐异味刺激，易过敏；夏易肺炎，秋易肺燥，冬易肺寒，春易瘟病，总以咳哮咽炎、鼻炎为常见。

皮肤抵抗力差：虫叮手抓皆可致敏，且易致顽固性皮肤病。

便秘：由于津亏火盛，故便秘多从幼年开始。

（2）成人多发病

肺系统病：肺金弱则呼吸道和皮肤病常反复发作，顽固难治，到中老年易并发如肺心病或气管、皮肤、大肠、肛门等器质性病变。

肝系统病：多发生在木运太过或金运太过之年，主要表现为游走性关节痛，伴目涩，易发肝炎、高血脂、脂肪肝、肝癌等。

心血管病：由于“金从火化”，故心动过速、心律不齐常见。

3. 有利年、季节、时辰

（1）公历纪年尾数：0 强金之年强弱互补，4 强土之年生助弱金谓之平，皆有利。

子午之年下半年阳明燥金在泉，卯酉之年上半年阳明燥金司天，皆有利；

辰戌之年下半年太阴湿土在泉，丑未之年上半年太阴湿土司天，皆有利。

（2）季节：以长夏、秋季节有利。

（3）每日以辰、戌、丑、未、申、酉六个时辰有利。

4. 不利年、季节、时辰

（1）公历纪年尾数：8 弱金遇强火乘克，5 弱金重叠肺更伤，7 弱金遇强木被反侮，皆对健康不利。

（2）季节：以春夏不利。

（3）每日以地支巳、午、寅、卯之时不利。

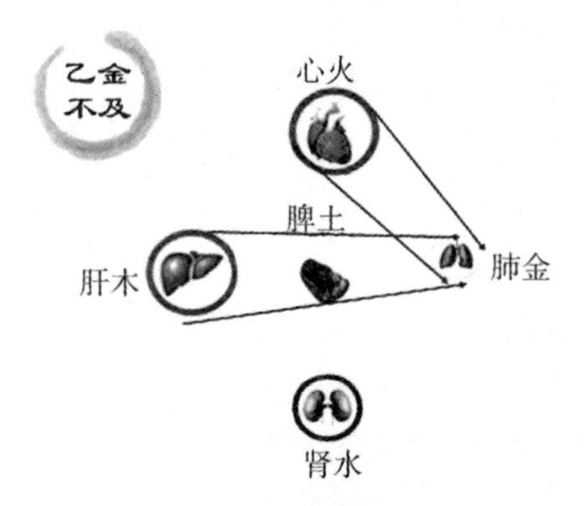

图 60　天干乙年五脏盛衰

（三）天干丙年

天干丙年又称“流衍之纪”，五音为太羽。公历年尾数为 6 者，系水运太过之年。本年出生者皆带水性偏盛体质。

《五常政大论》曰：“流衍之纪，是为封藏。寒司物化，天地严凝，藏政以布，长令不扬。其化凛，其气坚，其政谧，其令流注，其动漂泄沃涌，其德凝惨寒雰，其变冰雪霜雹，其谷豆稷，其畜彘牛，其果栗枣，其色黑丹黅，其味咸苦甘，其象冬，其经足少阴太阳，其脏肾心，其虫鳞倮，其物濡满，其病胀。上羽而长气不化也。政过则化气大举，而埃昏气交，大雨时降，邪伤肾也。”

1. 岁运太羽强水年常见疾病

身体特点：强水自病肾系症，强水乘火心虚证，强水侮土脾虚证。

“岁水太过，寒气流行，邪害心火。民病身热烦心，躁悸、阴厥、上下中寒、谵妄心痛、寒气早至，上应辰星。甚则腹大胫肿，喘咳寝汗出，憎风，大雨至，埃雾朦郁，上应镇星。上临太阳，雨冰雪霜不时降，湿气变物，病反腹满肠鸣溏泄，食不化，渴而妄冒，神门绝者，死不治，上应荧惑辰星”。

（1）丙水太过肾自病

阴寒太盛，则寒凝血瘀滞于下则肾病。常见症状：腰膝酸软而痛、耳鸣耳聋、发白早泄、齿牙动摇、阳痿遗精、精少不育、女子经少经闭，以及水肿、二便异常；膀胱病常有尿频、尿急、尿痛、尿闭，以及遗尿、小便失禁等。

（2）强水乘火心虚证

常见症状：心悸怔忪、心胸烦热、心烦、心痛、失眠多梦、健忘、谵语、面红口渴、口舌生疮、热邪浸淫成疮。

（3）强水侮土脾虚证

常见症状：腹胀腹痛、食少便溏、呕吐嗳气、体倦乏力、脏器脱垂、便血尿血、妇女经量过多等。

2. 强水体质多发病

（1）小儿多发病

骨育快，易畸形，关节痛，遇寒重，中耳炎，多发病。出生若与父母合，阴寒体质更加重。骨病、肿瘤、多囊肾、肾炎、生殖腺常病。

（2）成人多发病

肾、心、脾系统病为主，阴、寒、湿偏重为特征（口少渴），多发泌尿生殖系统疾病、肾囊肿、骨节病、心血管疾病、糖尿病等。

3. 有利年、季节、时辰

（1）公历纪年尾数：1 弱水之年强弱互补，7 弱木之年得强水生助，皆有利。己亥之年上半年厥阴风木司天，寅申之年下半年厥阴风木在泉，皆有利。

（2）季节：以春季有利。

（3）每日以寅、卯两个时辰有利。

4. 不利年、季节、时辰

（1）公历纪年尾数：3 弱火遇强水乘克；6 强水重叠肾更伤；9 弱土遇强水被反侮；4 土湿太过，阻滞水流，加重阴寒体质病变，皆对健康不利。

（2）季节：以冬季寒冷季节对体阳不足老年人不利。

（3）每日以天干巳、午之时不利。

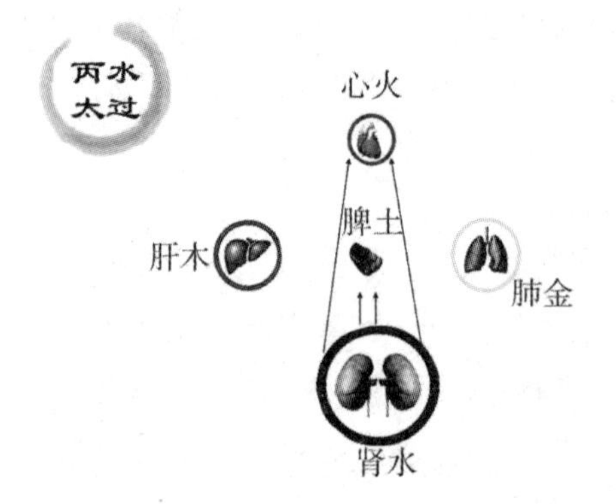

图 61 天干丙年五脏盛衰

（四）天干丁年

天干丁年又称“委和之纪”，五音为少角，公历尾数为 7 者，系木运不及之年。本年出生者皆具木性偏弱体质特征和禀性，属于弱木型人。

《五常政大论》曰：“委和之纪，是谓胜生，生气不政，化气乃扬，长气自平，收令乃早，凉雨时降，风云并兴，草木晚荣，苍干凋落，物秀而实，肤肉内充。其气敛，其用聚，其动緛泪拘缓，其发惊骇，其脏肝，其果枣李，其实核壳，其谷稷稻，其味辛酸，其色白苍，其畜犬鸡，其虫毛介，其主雾露凄怆，其声角商，其病摇动注恐，从金化也。少角与判商同，上角与正角同，上商与正商同。其病支废痈肿疮疡，其甘虫，邪伤肝也。上宫与正宫同。萧飔肃杀，则炎赫沸腾，眚于三，所谓复也，其主飞蠹蛆雉。乃为雷廷。”

1. 岁运少角弱木年常见疾病

《素问·气交变大论》曰：“岁木不及，燥乃大行，生气失应，草木晚荣，肃杀而甚，则刚木辟者，悉萎苍干，上应太白星。民病中清，胠胁痛，少腹痛，肠鸣、溏泄。凉雨时至，上应太白星，其谷苍。上临阳明，生气失政，草木再荣，化气乃急，上应太白镇星，其主苍早。复则炎暑流火，湿性燥，柔脆草木焦槁，下体再生，华实齐化，病寒热疮疡痱胗痈痤，上应荧惑太白，其谷白坚。白露早降，收杀气行，寒雨害物，虫食甘黄，脾土受邪，赤气后化，心气晚治，上胜肺金，白气乃屈，其谷不成，咳而鼽，上应荧惑太白星。”

“木不及，春有鸣条律畅之化，则秋有雾露清凉之政。春有惨凄残贼之胜，则夏有炎暑燔烁之复。其眚东，其脏肝，其病内舍胠胁，外在关节。”

（1）木弱自病肝系证

常见症状：胸胁少腹胀痛窜痛、烦躁易怒、头晕胀痛、肢体震颤、手足抽搐，以及目疾、月经不调、睾丸胀痛等；胆病常见口苦发黄、惊悸失眠等症。

（2）木弱土强脾实证

常见症状：腹胀腹痛、四肢沉重、头昏呕吐、全身疼痛、倦怠嗜卧、关节疼痛、泄泻便溏、浮肿、出血；胃病多见脘痛、呕吐、嗳气，呃逆等。

（3）木弱金乘肺实证

弱木型人肺气实，护体屏障好，抗病力强，感冒小病较少发生。皮肤过敏、咽炎、鼻炎、肛痔疮多见，疾病多见咳嗽、气喘、胸痛、咯血、便秘或泄泻。

2. 木弱体质多发病

（1）小儿多发病

小儿肝虚多眼病，土侮金乘皆须察。

（2）成人多发病

肝病肿瘤发病率高，胆囊炎症、结石多发，若切除则易发生肥胖、高血脂、糖尿病、脂肪瘤、胆固醇增高。肝开窍于目，肝藏血不足则目干涩、结膜炎、视网膜易病变。

风善行数变，故多发筋腱拘挛、痛症，以屈伸不利，关节游走性痛为特点。

肝主疏泄，今肝弱气虚，疏泄无能，则忧郁症生，可有情绪波动、失眠多梦、产后忧郁症、更年期忧郁症等。

肝木不及，则金乘土侮而致脾病、肺病。

3. 有利年、季节、时辰

（1）公历纪年尾数：2强木之年强弱互补，6弱木得强水之年生助，5弱金不克弱木，皆有利之年。

己亥之年上半年厥阴风木司天，寅申之年下半年厥阴风木在泉，皆有利；辰戌之年上半年太阳寒水司天，丑未之年下半年太阳寒水在泉，皆有利。

（2）季节：以冬、春季有利。

（3）每日以亥、子、寅、卯四个时辰有利。

4. 不利年、季节、时辰

（1）公历纪年尾数：0弱木遇强金乘克，7弱木重叠肝更伤，4弱木遇强土被反侮，1弱水难生木，皆对健康不利。

（2）季节：以长夏、秋不利。

（3）每日以天干庚、辛之时不利。

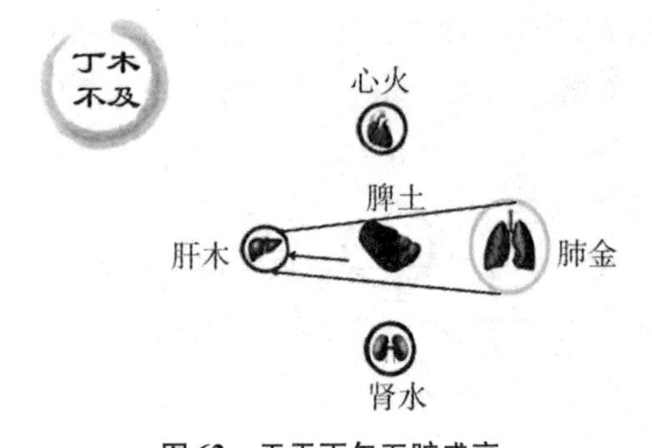

图62 天干丁年五脏盛衰

（五）天干戊年

天干戊年又称“赫曦之纪”，五音为太徵。公历年尾数8者，系火运太过之年。本年出生者皆带有火性偏重的“强火型”体质。

《五常政大论》曰：“赫曦之纪，是为蕃茂。阴气内化，阳气外荣，炎暑施化，物得以昌。其化长，其气高，其政动，其令明显，其动炎灼妄扰，其德暄暑郁蒸，其变炎烈沸腾，其谷麦豆，其畜羊彘，其果杏栗，其色赤白玄，其味苦辛咸，其象夏，其经手少阴太阳，手厥阴少阳，其脏心肺，其虫羽鳞，其物脉濡，其病笑疟疮疡血流狂妄目赤。上羽与正征同。其收齐，其病痓，上征而收气后也。暴烈其政，藏气乃复，时见凝惨，甚则雨水，霜雹、切寒、邪伤心也。”

1. 岁运太徵戊强火年常见疾病

太徵强火曰赫曦，赫曦之纪，煊通太过，长气独胜，万物昌盛。阴耗于内，化阳外荣。故本年自然界阴耗过度，阳火偏盛，阳出大于阴入，气升大于气降，外散多而内藏少。若子午之年主伤手少阴、太阳，寅卯之岁主伤手厥阴、少阳，辰戌之际，寒水司天，火运平气。

《素问·气交变大论》曰：“岁火太过，炎暑流行，金肺受邪。民病疟，少气、咳喘、血嗌、血泄、注下、溢燥、耳聋、中热、肩背热，上应荧惑星。甚则胸中痛，胁支满，胁痛、膺背肩胛间痛，两臂内痛，身热骨痛而为浸淫。收气不行，长气独明，雨水霜寒，上应辰星。上临少阴少阳，火燔焫，水泉涸，物焦槁，病反谵妄狂越，咳喘息鸣，下甚，血溢泄不已，太渊绝者，死不治，上应荧惑星。”

（1）火强自病心系证

煊通太过头常痛，血管扩张灼阴津。心律异常血压变，一派阳盛君相旺。(君火以明，热；相火以位，火。)

常见症状：心悸怔忪、心胸烦热、心烦、心痛、失眠多梦、健忘、谵语、面红口渴、尿黄干、口舌生疮、小便赤涩、尿道灼痛、热邪浸淫成疮。

（2）火强乘金肺虚证

肺为娇脏惧寒热，喜润恶燥是本性。

火盛克金肺常虚，咳嗽慢支鼻咽病。

皮肤顽疾大便秘，痔疮肿瘤肠息肉。

肺虚护体屏障差，抗病力弱，感冒小病常发生，皮肤过敏、咽炎、鼻炎、肛痔疮多见，疾病多以咳嗽、气喘、胸痛、咯血、便秘或泄泻。

（3）火强侮水肾虚证

火盛反侮肾水涸，肾虚腰痛尿石血。

发白谢顶阳痿早，泌尿感染肿瘤多。

常见症状：腰膝酸软而痛、耳鸣耳聋、发白早泄、齿牙动摇、阳痿遗精、精少不育、女子经少经闭、水肿、二便异常；膀胱病常有尿频、尿急、尿痛、尿闭，以及遗尿、小便失禁等。

2. 强火体质多发病

（1）小儿多发病

易感冒，反复咳，鼻咽炎，哮喘病；皮肤燥，易过敏；便干秘，尿黄臊；寐多梦，易躁动；头发枯，齿耳病。

（2）成人多发病

头面痛：火性炫通尤炎上，耗津扩张脑血管。头面痛常青少起，反复顽固惹人烦。

心血管：心律失常阵发作，血压高低各不同。

肺系统：肺为娇脏惧寒热，喜润恶燥是本性。火盛克金肺虚证，咳嗽慢支鼻咽病。皮肤顽疾大便秘，痔疮肿瘤肠息肉。

侮水伤肾精：火盛反侮肾水涸，肾虚腰痛尿石血。发白谢顶阳痿早，泌尿感染肿瘤多。

3. 有利年、季节、时辰

（1）公历纪年尾数：3弱火之年强弱互补，9弱土得强火之年生助，6强水之年克制强火使之为平气之年，皆有利之年。

辰戌之年上半年太阳寒水司天，丑未之年下半年太阴寒水在泉，皆有利。

（2）季节：以冬季有利。

（3）每日以亥、子两个时辰有利。

4. 不利年、季节、时辰

（1）公历纪年尾数：5弱金遇强火乘克，8强火重叠心更伤，1弱水遇强火被反侮，皆对健康不利。

（2）季节：以夏、长夏不利。

（3）每日以天干庚、辛之时不利。

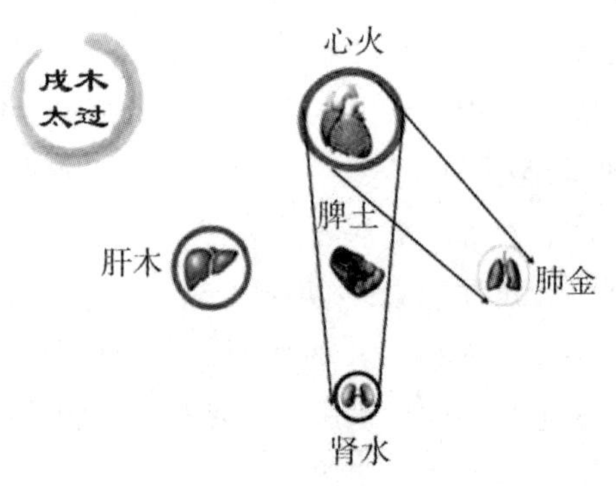

图63 天干戊年五脏盛衰

（六）天干己年

天干己年又称“卑监之纪”，五音为少宫。凡公历末尾数为9者，皆系土运不及之己年。本年出生者皆具土性偏弱体质特征和禀性，属于弱土型人。

《五常政大论》曰：“卑监之纪，是谓减化。化气不令，生政独彰，长气整，雨乃愆，收气平，风寒并兴，草木荣美，秀而不实成而秕也。其气散，其用静定，其动疡涌，分溃痈肿，其发濡滞，其脏脾，其果李栗，其实濡核，其谷豆麻，其味酸甘，其色苍黄，其畜牛犬，其虫倮毛，其主飘怒振发，其声宫角，其病流满否塞，从木化也。少宫与少角同，上宫与正宫同，上角与正角同，其病飧泄，邪伤脾也。振拉飘扬，则苍干散落，其眚四维，其主败折虎狼，清气乃用，生政乃辱。”

故土运不及之年，即岁运少宫弱土年，自然界特点及出生者性格特点：弱土之年，是谓卑监。化气不令，生政独彰，长气整，雨乃愆，收气平，风寒并兴，草木荣美，秀而不实，而成秕也。

脾居中州，运如枢纽。木火金水，皆赖土存。土弱木乘肝风动，土病及母热病生。土不生子燥金病，土弱水侮寒邪生。四者皆兼脾胃弱，痞塞肿满头身重。

1. 岁运少宫弱土年常见疾病

《素问·气交变大论》曰：“岁土不及，风乃大行，化气不令，草木茂荣。飘扬而甚，秀而不实，上应岁星。民病飧泄霍乱，体重腹痛，筋骨繇复，肌肉瞤酸，善怒，脏气举事，蛰虫早附，咸病寒中，上应岁星、镇星，其谷黅。复则收政严峻，名木苍雕，胸胁暴痛，下引少腹，善太息，虫食甘黄，气客于脾，黅谷乃减，民食少失味，苍谷乃损，上应太白岁星。上临厥阴，流水不冰，蛰虫来见，脏气不用，白乃不复，上应岁星，民乃康。”

“土不及，四维有埃云润泽之化，则春有鸣条鼓拆之政。四维发振拉飘腾之变，则秋有肃杀霖霪之复。其眚四维，其脏脾，其病内舍心腹，外在肌肉四肢。”

（1）土弱自病脾系证

化气不足，脾失健运，当走不走，痞塞满留，体丰臃肿，四肢困重。

常见症状：腹胀腹痛、纳少便溏、少气懒言、脘腹坠胀、脏器脱垂、头晕乏力、肢体困重、便血尿血、妇女经量过多等。

（2）土弱木乘肝实证

化气不令，生气独彰，生人形木，秉气张扬，脾病腹泻，胃病撑胀，肝郁气滞，病兼太角。

常见症状：胸胁少腹胀痛窜痛、烦躁易怒、头晕胀痛、肢体震颤、手足抽搐，以及目疾、月经不调、睾丸胀痛等；胆病常见口苦发黄、惊悸失眠等症。

（3）土弱水侮肾寒证

阳虚寒凝，体液静定。濡滞流缓，引发肿瘤，前列腺寒，痛经宫冷。阴寒太盛，寒凝血瘀，滞下肾病。

常见症状：腰膝酸软而痛，耳鸣耳聋，发白早泄，齿牙动摇，阳痿遗精，精少不育，女子经少经闭，水肿，二便异常。膀胱病常有尿频、尿急、尿痛、尿闭，以及遗尿、小便失禁等。

2. 土弱体质多发病

（1）小儿多发病

土运不及，胎孕养弱，“秀而不实，成而秕也”。

生后常表现为：消化吸收功能差，食少偏食腹痛泻，常因五运盛衰，六淫同气而病，如：火盛病热，金盛病燥，木盛动风，水盛病二便等。

（2）成人多发病

肿瘤、脱发、痿症、痛症、糖尿病、血液病、心血管病、消化系统病、甲状腺功能异常等。

3. 有利年、季节、时辰

（1）公历纪年尾数：4 强土之年强弱互补，8 弱土得强火之年生助，7 弱木不克制弱土，皆有利之年。

子午之年上半年少阴君火司天生土，寅申之年上半年少阳相火在泉生土，皆有利。辰戌之年下半年太阴湿土司天助土，丑未之年上半年太阴湿土在泉助土，皆有利。

（2）季节：以夏、长夏季有利。

（3）每日以巳、午、辰、戌、丑、未六个时辰有利。

4. 不利年、季节、时辰

（1）公历纪年尾数：2 弱土遇强木乘克，9 弱土重叠皮更伤，6 弱土遇强水被反侮，5 弱土难生金，皆对健康不利。

（2）季节：以春、冬不利。

（3）每日以地支寅、卯之时不利。

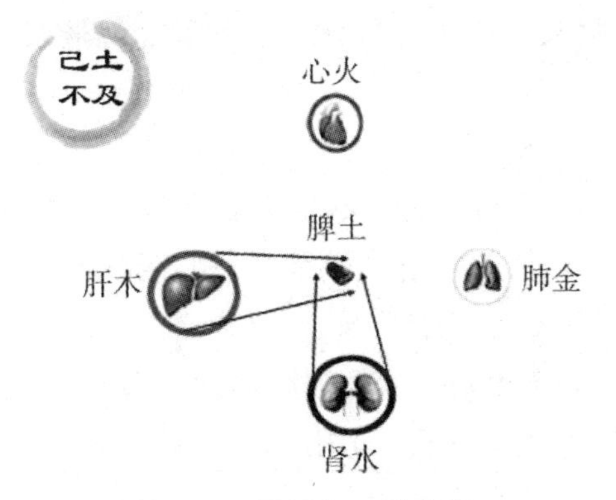

图64　天干己年五脏盛衰

（七）天干庚年

天干庚年又称“坚成之纪”，五音为太商。凡公历末尾数为0者，皆系金运太过之庚年。本年出生者皆具金性太过体质特征和禀性，属于强金型人。

《五常政大论》曰：“坚成之纪，是为收引。天气洁，地气明，阳气随阴治化，燥行其政，物以司成，收气繁布，化洽不终。其化成，其气削，其政肃，其令锐切，其动暴折疡疰，其德雾露萧飋，其变肃杀凋零，其谷稻黍，其畜鸡马，其果桃杏，其色白青丹，其味辛酸苦，其象秋，其经手太阴阳明，其脏肺肝，其虫介羽，其物壳络，其病喘咳，胸凭仰息。上征与正商同。其生齐，其病咳。政暴变，则名木不荣，柔脆焦首，长气斯救，大火流炎，烁且至，蔓将槁，邪伤肺也。”

1. 岁运太商强金年常见疾病

金壳坚硬，保护躯体，承担人体与外界环境接触的保护层，也是保护人体的最主要屏障。

《素问·气交变大论》曰：“岁金太过，燥气流行，肝木受邪。民病两胁下，少腹痛，目赤痛、眦疡、耳无所闻。肃杀而甚，则体重烦冤，胸痛引背，两胁满且痛引少腹，上应太白星。甚则喘咳逆气，肩背痛；尻阴股膝髀腨（骨行）足皆病，上应荧惑星。收气峻，生气下，草木敛，苍干凋陨，病反暴痛，胠胁不可反侧，咳逆甚而血溢，太冲绝者，死不治。上应太白星。”

（1）金盛肺强常见证

脸方肤白，体质结实。咽喉鼻病，皮燥便秘，咳喘易作。

强金型人肺气实，护体屏障好，抗病力强，感冒小病较少发生。疾病常见皮肤过敏、咽炎、鼻炎、肛痔疮、便秘、结肠炎、咳嗽、气喘、胸痛、咯血等。

（2）金强乘木肝虚证

燥金亢盛，耗劫肝阴。藏血不足，目涩筋挛，关节痛疼，肝郁妇病。常见：胸闷喜叹气、情志抑郁、烦躁易怒、两目干涩、胸胁少腹胀痛窜痛、头晕耳鸣、肢体震颤、手足抽搐，妇人常见月经不调，男子常见睾丸胀痛等；胆病常见口苦发黄，惊悸失眠等症；胸胁肋、髀膝外至胫绝骨外踝前及诸节皆痛，足小指、四指不用。

（3）金强侮火心虚证

金乘肝木，心火来复，动血面疮，心悸怔忪，失眠多梦，健忘，胸闷气短，活动后加重，或乏力自汗，畏寒肢冷，心痛，舌淡胖。多见冠心病、心肌梗死。

2. 强金体质多发病

（1）小儿好发病

肺系病：多因异常气候引发，咳喘、鼻衄、咽喉鼻炎、津亏便秘、面部痤疮、皮肤瘙痒多见。

肝系病：目干涩。

关节痛：多因肝阴血不足濡筋功弱。

（2）成人多发病

肺系病：肺喘哮咳，便干皮病，咽喉鼻渊，痔疮肠癌，皆与肺连。

肝系病：肝郁气滞目干涩，筋挛肢麻关节痛，男性脂高肝易病，女性炎症瘤常发。

其他：心悸、腹胀、腹痛、胁肋痛。

3. 有利年、季节、时辰

（1）公历纪年尾数：5 弱金、1 弱水之年最有利年，2、8 互补有利之年。

（2）季节：以小暑、大暑节气及冬季有利。

（3）每日以辰、戌、丑、未及申、酉六个时辰有利养肺。

4. 不利年、季节、时辰

（1）公历纪年尾数：0、3、7 等年对健康极为不利；4、6 等年于健康不利。

（2）季节：以春、夏季不利。

（3）每日以寅、卯、巳、午四个时辰不利。

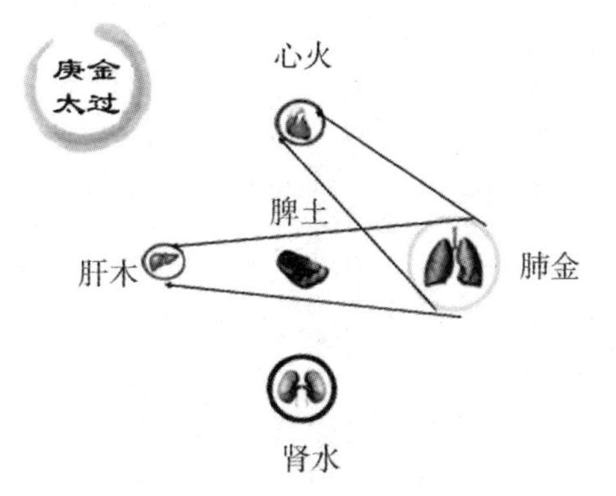

图 65　天干庚年五脏盛衰

（八）天干辛年

天干辛年又称“涸流之纪”，五音为少羽。公历尾数为 1 者，系水运不及之年，本年出生者皆具有弱水体质特征和禀性，属弱水型人。

《素问·五常政大论》曰：“涸流之纪，是为反阳，藏令不举，化气乃昌，长气宣布，蛰虫不藏，土润水泉减，草木条茂，荣秀满盛。其气滞，其用渗泄，其动坚止，其发燥槁，其脏肾，其果枣杏，其实濡肉，其谷黍稷，其味甘咸，其色黅玄，其畜彘牛，其虫鳞倮，其主埃郁昏翳，其声羽宫，其病痿厥坚下，从土化也。少羽与少宫同，上宫与正宫同，其病癃闳，邪伤肾也。埃昏骤雨，则振拉摧拔，眚于一，其主毛湿狐貉，变化不藏。故乘危而行，不速而至，暴虐无德，灾反及之，微者复微，甚者复甚，气之常也。”

1. 岁运少羽弱水年常见疾病

《素问·气交变大论》曰：“岁水不及，湿乃大行，长气反用，其化乃速，暑雨数至，上应镇星。民病腹满，身重濡泄，寒疡流水，腰股痛发，腘腨股膝不便，烦冤、足痿清厥，脚下痛，甚则跗肿，藏气不政，肾气不衡，上应辰星，其谷秬。上临太阴，则大寒数举，蛰虫早藏，地积坚冰，阳光不治，民病寒疾于下，甚则腹满浮肿，上应镇星，其主黅谷。复则大风暴发，草偃木零，生长不鲜，面色时变，筋骨并辟，肉瞤瘛，目视（䀮䀮），物疏璺，肌肉胗发，气并膈中，痛于心腹，黄气乃损，其谷不登，上应岁星。”

“水不及，四维有湍润埃云之化，则不时有和风生发之应。四维发埃昏骤注之变，则不时有飘荡振拉之复。其眚北，其脏肾，其病内舍腰脊骨髓，外在溪谷踹膝。”

（1）水弱肾虚常见证

常见症状：腰膝酸软而痛、耳鸣耳聋、发白早泄、齿牙动摇、阳痿遗精、精少不育、女子经少经闭，以及水肿、二便异常。膀胱病常有尿频、尿急、尿痛、尿闭，以及遗尿，小便失禁等。另因膀胱经循行于颈、脊、臀、股、膝、足小指等处，故所经之处痛症较多。

（2）水弱土强脾实证

寒湿困脾：脘腹痞闷腹痛、食少便溏、泛恶欲吐、口淡不渴、头身困重、肢体浮肿、小便短少等。

湿热蕴脾：脘腹痞闷、纳呆呕恶、便溏尿黄、肢体困重，或面目发黄、皮肤发痒、汗出热不退等。

（3）水弱火侮心实证

常见症状：心胸烦热、夜不成眠、面红口渴、尿黄便干、口舌生疮、嗌痛颌肿等。

2. 弱水体质多发病

包括泌尿、生殖、性激素分泌调节、骨骼系统、发、齿、耳、脑、脊神经传导等疾病。

（1）肾功能薄弱易致内伤衰老

肾系统功能相对薄弱，是内伤衰老发生的内因基础。

（2）小儿多发病

囟闭晚，发育慢，指趾小，发稀黄，换牙迟，常尿床，胆子小，小便黄，大便秘，耳易重，初潮迟，性器稚。

（3）成人多发病

40 岁前，生殖系统疾病多见，如脱发早、易便秘、阳痿不育、泌尿感染等；40 岁以后，高血压出现早，前列腺病夜尿频，女阴干燥易感染。

3. 危害加重的季节和运气周期

（1）甲土太过之年，辛水不足之年，对辛年出生者弊多于利。

（2）戊火运太过之年（辰戌上半年除外）。

（3）凡暖冬，如卯酉己亥下半年，君相火在泉时不利。

（4）每年夏、长夏为一年最不利时段。

凡遇土克水、火耗水、木盗水皆有害于水之封藏。

弱水型体质的孩子和不孕症患者总以补肾水为要。

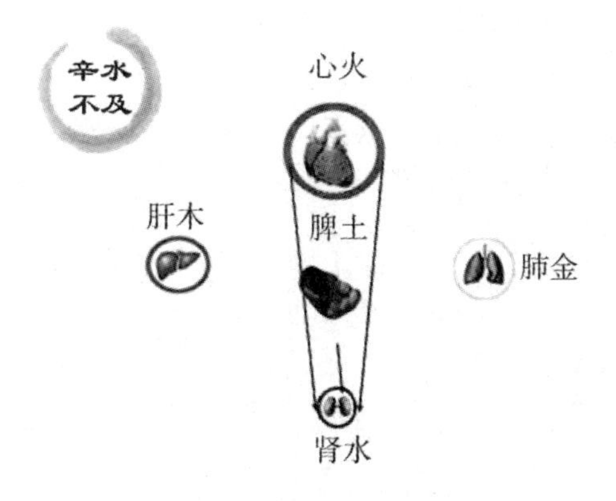

图 66　天干辛年五脏盛衰

(九) 天干壬年

天干壬年又称“发生之纪”，五音为太角。公历年尾数为 2 者，系木运太过之年。此年出生者皆具有强木体质特征和禀性，属强木型人。

木运太过之岁，名曰：“发生之纪，是为启陈。土疏泄，苍气达，阳和布化，阴气乃随，生气淳化，万物以荣。其化生，其气美，其政散，其令条舒，其动掉眩巅疾，其德鸣靡启坼，其变振拉摧拔，其谷麻稻，其畜鸡犬，其果李桃，其色青黄白，其味酸甘辛，其象春，其经足厥阴少阳，其脏肝脾，其虫毛介，其物中坚外坚，其病怒。太角与上商同。上征则其气逆，其病吐利。不务其德，则收气复，秋气劲切，甚则肃杀，清气大至，草木凋零，邪乃伤肝。”

1. 岁运太角强木年常见疾病

肝属风木善动变，体阴用阳是特点。

风大木盛皆耗水，天癸早衰孕亦难。

性情刚直为表率，烦躁易怒伤脾肺。

《素问 · 气交变大论》关于木运太过之年易生病患曰：“岁木太过，风气流行，脾土受邪。民病飧泄，食减体重，烦冤肠鸣，腹支满，上应岁星。甚则忽忽善怒，眩冒巅疾，化气不政，生气独治，云物飞动，草木不宁，甚而摇落，反胁痛而吐甚，冲阳绝者，死不治，上应太白星。”

（1）木盛自病肝实证

生发太过谓“启陈”，阳布阴随万物荣。

诸风掉眩血压高，肢颤麻木癫痫现。

常见症状：胸胁少腹胀痛窜痛、烦躁易怒、头晕胀痛、肢体震颤、手足抽搐，以及目疾、月经不调、睾丸胀痛等；胆病常见口苦发黄、惊悸失眠等症。

（2）木强土弱脾虚证

木盛侮土脾胃病，吐利气逆腹胀痛。

金见母辱回头救，仇气大复肝更伤。

常见症状：腹胀腹痛、食少便溏、呕吐嗳气、体倦乏力、脏器脱垂、便血尿血、妇女经量过多等。

（3）木强侮金肺虚证

木升金降本自然，肝盛侮肺病气生。

常见症状：肺虚咳喘、少气懒言、气短咽干、自汗恶风、胸痛咯血、便秘或泄泻。

2. 木盛体质多发病

（1）小儿多发病

木具风德，善行数变，故肝木太过则乘脾侮肺，而兼三藏之疾。肝木太过性急躁，多动怕热红眼病，腹胀食差易呕吐，咳嗽便秘皮肤病。

（2）成人多发病

1）肝系统：性情焦躁胆子大，肝炎头病血压升，肢体振颤伴麻木。血虚筋挛关节痛，视力早衰目干涩，情志抑郁亦堪忧。

2）脾胃系统：自幼消化即脆弱，稍有不合腹胀吐，糖尿病及高血压，人过中年亦常发。

3）妇科：肝主藏血为妇本，升发疏泄调经血，肝气异常经血病，经带胎产皆须察。

4）心肺系统：木火合德心肺病，心悸中风和头痛，鼻咽喉炎咳嗽喘，便秘皮炎血阻梗。

3. 有利年、季节、时辰

（1）公历纪年尾数：0 强金之年克强木使之平，4 强土之年拮抗强木而不受制，7 弱木之年强弱互补为有利年。

（2）季节：以长夏土旺、秋季金旺有利。

（3）每日以申、酉、辰、戌、丑、未六个时辰有利。

4. 不利年、季节、时辰

（1）公历纪年尾数：1弱水遇强木肾水更虚，2强木重叠肝更伤，9弱土遇强木脾更受害，皆对健康不利。

（2）季节：以春季不利。

（3）每日以地支以寅、卯之时不利。

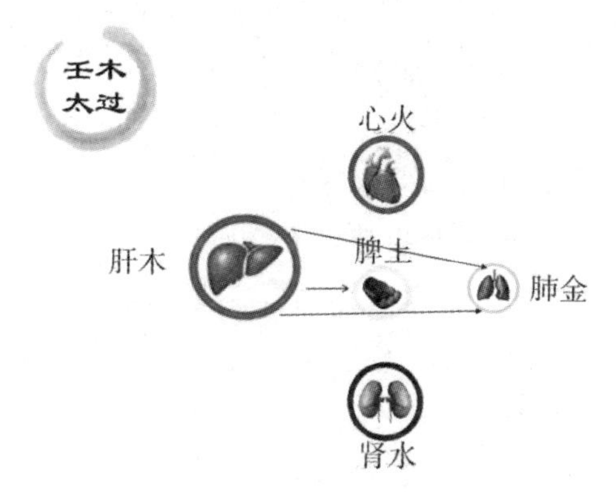

图67　天干壬年五脏盛衰

（十）天干癸年

天干癸年又称“伏明之纪”，五音为少徵。公历年尾数为3者，系火运不及之年。此年出生者皆具有弱火体质特征和禀性。属弱火型人。

《五常攻大论》曰：“伏明之纪，是为胜长。长气不宣，藏气反布，收气自政，化令乃衡，寒清数举，暑令乃薄，承化物生，生而不长，成实而稚，遇化已老，阳气屈服，蛰虫早藏。其气郁，其用暴，其动彰伏变易，其发痛，其脏心，其果栗桃，其实络濡，其谷豆稻，其味苦咸，其色玄丹，其畜马彘，其虫羽鳞，其主冰雪霜寒，其声征羽，其病昏惑悲忘。从水化也。少征与少羽同，上商与正商同。邪伤心也。凝惨栗冽，则暴雨霖霪，眚于九，其主骤注，雷霆震惊，沉黔（音阴义同）淫雨。”

1. 岁运少徵弱火年常见疾病

伏明之纪，阳抑难伸；火运不及，真火不足。长气受制，寒气反布；五谷麦秕，蛰虫早藏。秋金无制，收气自政。运从水化，阳热遭殃。

《素问·气交变大论》曰：“岁火不及，寒乃大行，长政不用，物荣而下。凝惨而甚，则阳气不化，乃折荣美，上应辰星。民病胸中痛、胁支满，两胁痛，膺背肩胛间及两臂内痛，郁冒蒙昧，心痛暴喑，胸复大，胁下与腰背相引而痛，甚则屈不能伸，髋髀如别，上应荧惑辰星，其谷丹。复则埃郁，大雨且至，黑气乃辱，病骛溏腹满食饮不下寒中，肠鸣泄注，腹痛暴挛痿痹，足不任身，上应镇星辰星，玄谷不成。”

“火不及，夏有炳明光显之化，则冬有严肃霜寒之政。夏有惨凄凝冽之胜，则不时有埃昏大雨之复。其眚南，其脏心，其病内舍膺胁，外在经络。”

故火运不及之年，常见疾病症状如下。

(1) 火衰寒盛心阳虚

阳衰升明称伏明，阳气被郁寒旺盛。

心脑易病痛症现，昏惑悲忘神志恍。

常见症状：心悸怔忪、胸闷、气短、失眠健忘、畏寒肢冷、腹痛便稀等。

(2) 火弱水盛肾寒证

火衰水乘藏气布，运从水化寒气盛。

蛰虫早伏霜雪降，肾阳虚弱天气凉。

常见症状：腰膝酸软而痛、耳鸣耳聋、发白早泄、齿牙动摇、阳痿遗精、精少不育、女子经少经闭、以及水肿、二便异常。

(3) 火弱金强肺实证

火衰金旺肺易病，哮喘咳逆早发生。

土见母欺回头救，湿盛飧胀肢沉重。

肺燥则易伤津液，症状为干咳少痰、咽干鼻燥、舌干少津、牙龈红肿、咽喉作痛、干燥无汗等。阳明燥金偏盛，则清凉之气发于内，左胸胁疼痛，大便溏泄，内则咽喉窒塞，外发为疝；人们病胸中不舒，咽喉窒塞而咳嗽。

常见病症：咳嗽、气喘、胸痛、咯血、便秘或泄泻。肺虚、少气、呼吸困难、气不接续、耳聋、咽干、少气懒言、咳喘无力、痰液清稀、声音低怯、神疲体倦，或自汗恶风，易于感冒；大肠病，肠虚易泄，畏寒肢冷，腹痛隐隐，喜热喜按。

2. 弱火体质多发病

(1) 胎孕

火运不及长气少，孕妇阳衰固摄弱。

尤以癸年出生妇，再遇癸年孕育难。

但遇季月能补调，癸年亦有胎儿笑。

（2）好发病

1）心脑血管病；

2）各类痛症：阴寒湿重，寒主收引，心阳不振，鼓脉无力，气滞血淤，痛症发生；

3）头痛症。

3. 有利年、季节、时辰

1）公历纪年尾数：8 强火之年补充人体阳气不足，2 强木之年木生助弱火皆为有利年。如己亥、卯酉下半年，少阳相火、少阴君火在泉皆有利时段。

2）季节以春夏季节有利。

3）每日以巳、午时辰有利。

4. 不利年、季节、时辰

1）公历纪年尾数：6 弱火遇强水，3 弱火重叠心更伤，0 弱火遇强金被侮，皆对健康不利。

2）季节：以秋冬季不利。

3）每日以地支申、酉、戌、亥、寅、卯之时不利。

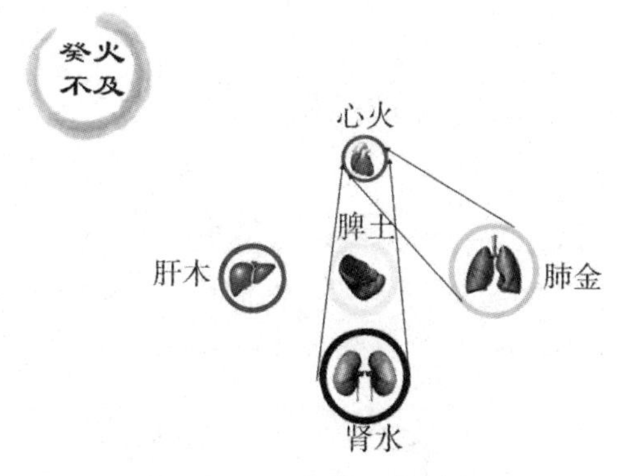

图 68　天干癸年五脏盛衰

二、小结

天人相应查未病是一个大课题。天人相应、天人合一的核心，其实是天地人同构共律的真实写照。人类不能凌驾于自然界之上独立存在。自然界对人类的作用主要是同构共律的炁化作用。人的四肢百骸、五脏六腑、气血津液、精神魂魄、生长发育都不能离开自然界五运六气的影响，不能离开《内经》“同者盛之，异者衰之”的法则。正如《黄帝阴符经》疏曰“天覆地载，万物潜生”“天地万物，胎卵湿化（泛指动物），百谷草木（泛指植物）悉乘此七炁（指日月形成的阴阳二气加五行之气，合而为七炁）而生长，从无形至于有形。潜生覆育，以成其体”，《素问·宝命全形论》曰：“天覆地载，万物悉备，莫贵于人，人以天地之气生，四时之法成。夫人生于地，悬命于天，天地合气，命之曰人。人能应四时者，天地为之父母”，讲的就是这个道理。

本文仅重点运用了“岁运查病”的优势，其实五运六气，与先天生命盘理论的有机结合，对人类疾病发生发展及诊疗的运用，可以精确到年、月、日、时、分。这将在以后陆续推出。

后 记

国学是国医的灵魂，国医是国学的体现。国医学阴阳五行、天人合一的核心理论高度浓缩了国学文化的精髓，体现了中华文化的深邃哲理。

然而，目前国医界对国学的讲述，多局限于“术”的层面，很少有人从哲学角度阐释。太极八卦、河图洛书、阴阳五行、天干地支这些国学理念皆与日、月、地规律运动而引发的自然万物生死盛衰现象不可分，其中蕴含着深邃的天文历法、地理人文的哲理。不明白这些国学理论，很难理解国医学的精髓内涵，很难笃信中医，学好中医，成为国医大家。《内经》反复强调的，业医者必当“上知天文，下知地理，中知人事，方可长久”，“不知年之所加，气之盛衰，虚实之所起，不可以为工也”，就是这个道理。

在成书期间，得到北京中医药大学徐安龙校长、谷晓红书记的肯定、鼓励、支持，特致感谢！

编撰《国医基础讲义》的目的在于溯根求源，夯实国医基础理论，意在抛砖引玉，激起有志之士对中医药改革的兴趣，为中医事业的发展添砖加瓦。由于作者个人水平有限，讹错不足之处在所难免，诚请方家斧正，提出宝贵意见，谢谢！

来正华

2020 元旦于北京